病気が逃げていく

# ふくらはぎ力

もんで鍛えて
自然治癒力を
引き出す

小池統合医療クリニック院長
小池弘人

Confianzaせき鍼灸院セラピスト・
看護師
市野さおり



世界文化社

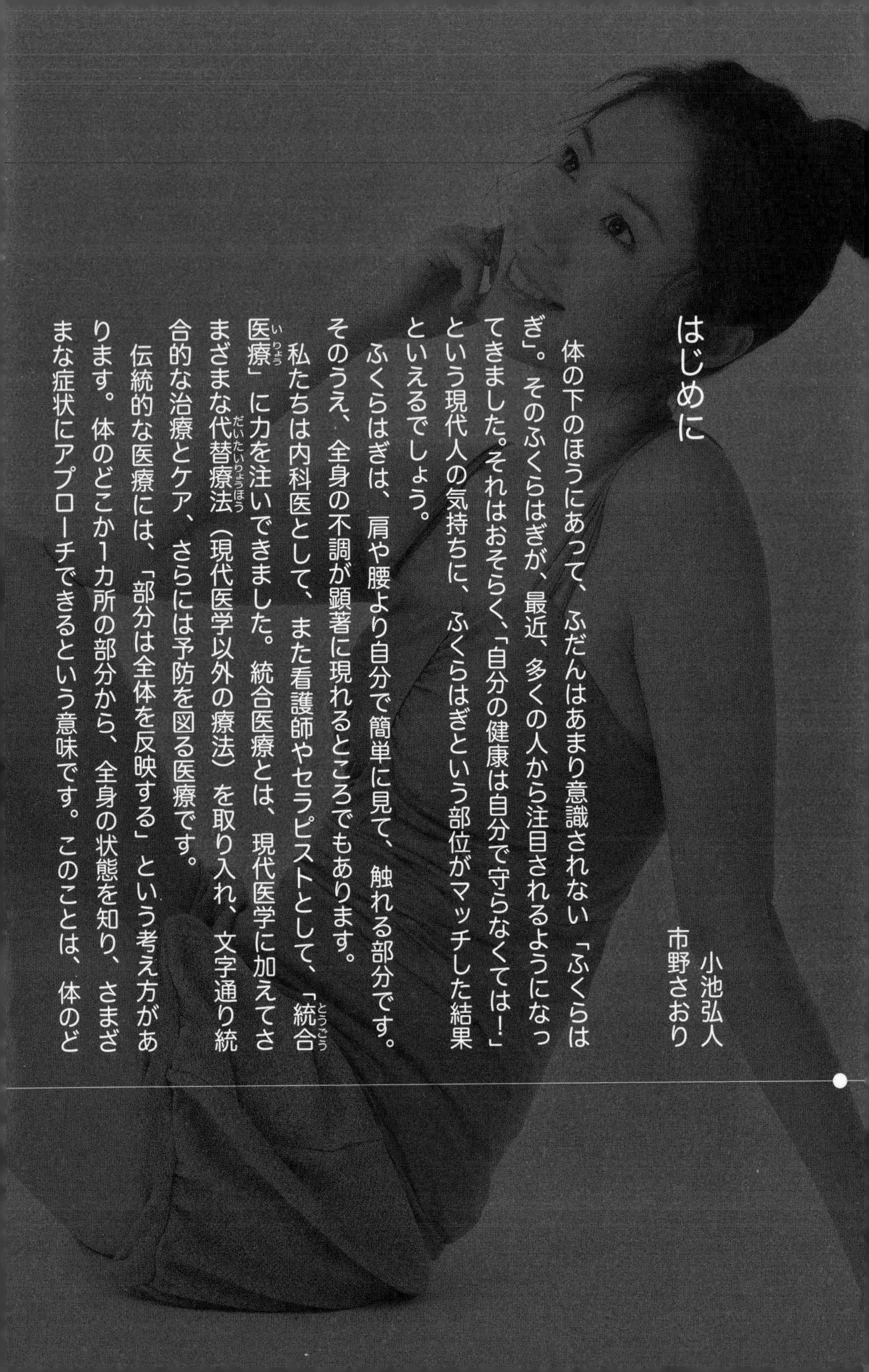

# はじめに

小池弘人
市野さおり

体の下のほうにあって、ふだんはあまり意識されない「ふくらはぎ」。そのふくらはぎが、最近、多くの人から注目されるようになってきました。それはおそらく、「自分の健康は自分で守らなくては！」という現代人の気持ちに、ふくらはぎという部位がマッチした結果といえるでしょう。

ふくらはぎは、肩や腰より自分で簡単に見て、触れる部分です。そのうえ、全身の不調が顕著に現れるところでもあります。

私たちは内科医として、また看護師やセラピストとして、「統合《とうごう》医療《いりょう》」に力を注いできました。統合医療とは、現代医学に加えてさまざまな代替療法《だいたいりょうほう》（現代医学以外の療法）を取り入れ、文字通り統合的な治療とケア、さらには予防を図る医療です。

伝統的な医療には、「部分は全体を反映する」という考え方があります。体のどこか1カ所の部分から、全身の状態を知り、さまざまな症状にアプローチできるという意味です。このことは、体のど

# ふくらはぎを見れば体がわかる！

こにでもいえますが、とりわけふくらはぎにはよく当てはまります。

ふくらはぎは全身の健康レベルを大きく判断できるバロメーターであると同時に、不調な部位を見つけられるチェッカーでもあります。また、すでに表面化している症状だけでなく、東洋医学で「未病」と呼ばれる「本格的な病にいたる前の不調」も、ふくらはぎには反映されやすいのです。

ふくらはぎは体の一部に過ぎず、どちらかというと「地味」な場所ですが、このように全身に関わる重要な働きを持っています。

本書では、ふくらはぎの持つこうした奥深い機能を「ふくらはぎ力」と呼び、その大切さや向上させるコツをわかりやすく紹介したいと思います。

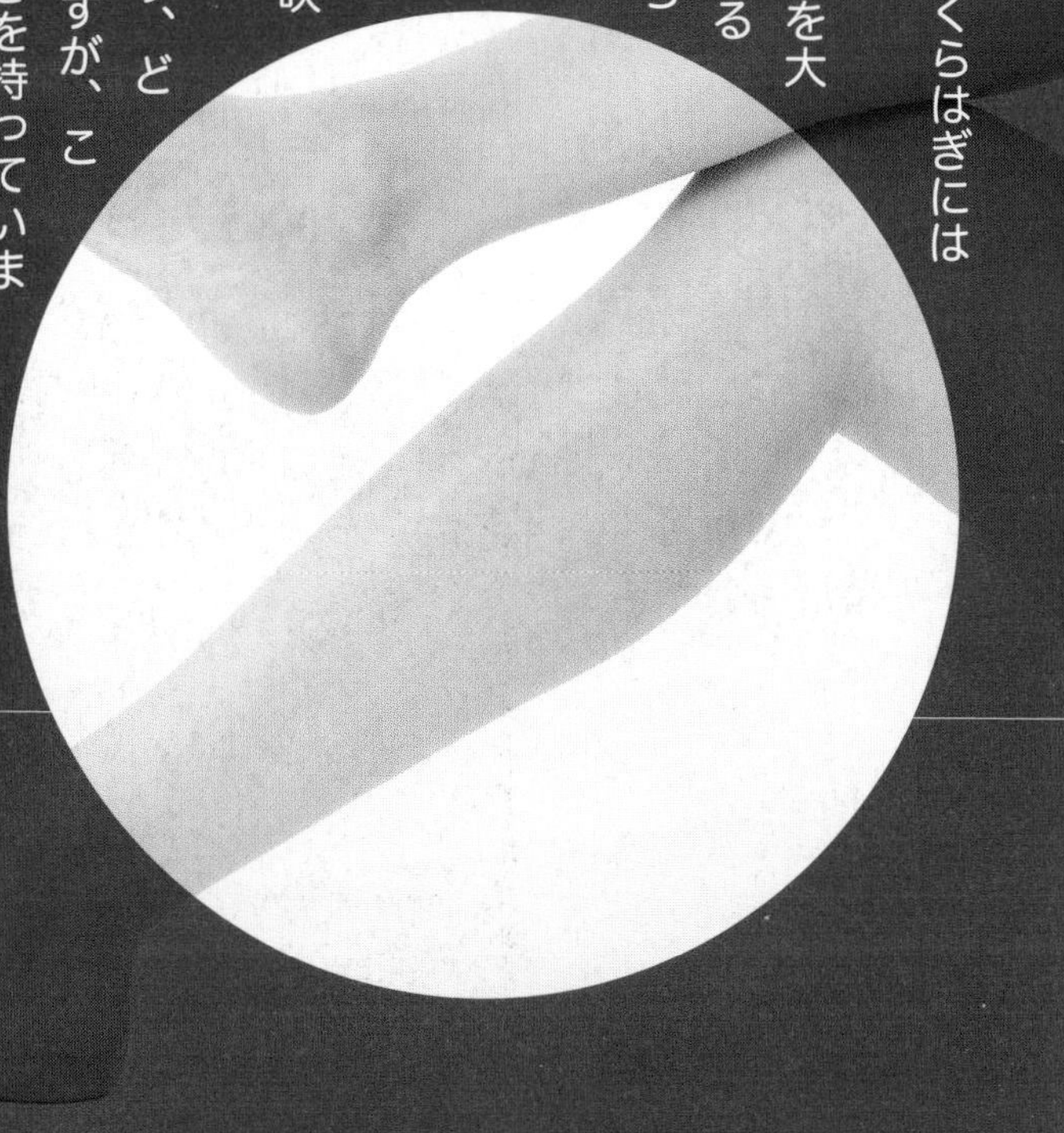

# ふくらはぎ力がつけば、病気が逃げていく！

ふくらはぎは、健康のバロメーターやチェッカーであるとともに、自分の体に備わった便利な「治療具」でもあります。ふくらはぎに対して適切なマッサージやケアを行えば、全身のさまざまな症状の予防・改善に役立てることができるのです。

くわしくは第2章で述べますが、ふくらはぎのこうした働きは、大きく2つの面から考えられます。ひとつは、ふくらはぎへのアプローチにより、全身の血行が促されること。

立ったり座ったりした姿勢で体の下の方に位置するふくらはぎは、最も血液や水分がたまりやすい場所です。それだけに、マッサージやケアでふくらはぎの血流を促すことで、全身の血行がよくなってきます。これが、むくみや冷えの改善・解消につながります。また、全身に新鮮な酸素と栄養分が供給されて代謝がアップする結果、全身の健康状態が改善されますし、美容効果も得られます。免疫の中心となるリンパ球などの白血球が、血流に乗って体のすみずみまで行き渡るため、免疫力も高まります。

もうひとつは、東洋医学から見たふくらはぎ力です

ふくらはぎを含む下腿《かたい》（ひざ下〜足首）には、東洋医学でいう「気《き》（生命エネルギー）」の通り道である経絡《けいらく》が6本通っています。そして、各経絡上には、効果的な治療ポイントであるツボ（経穴《けいけつ》）が多

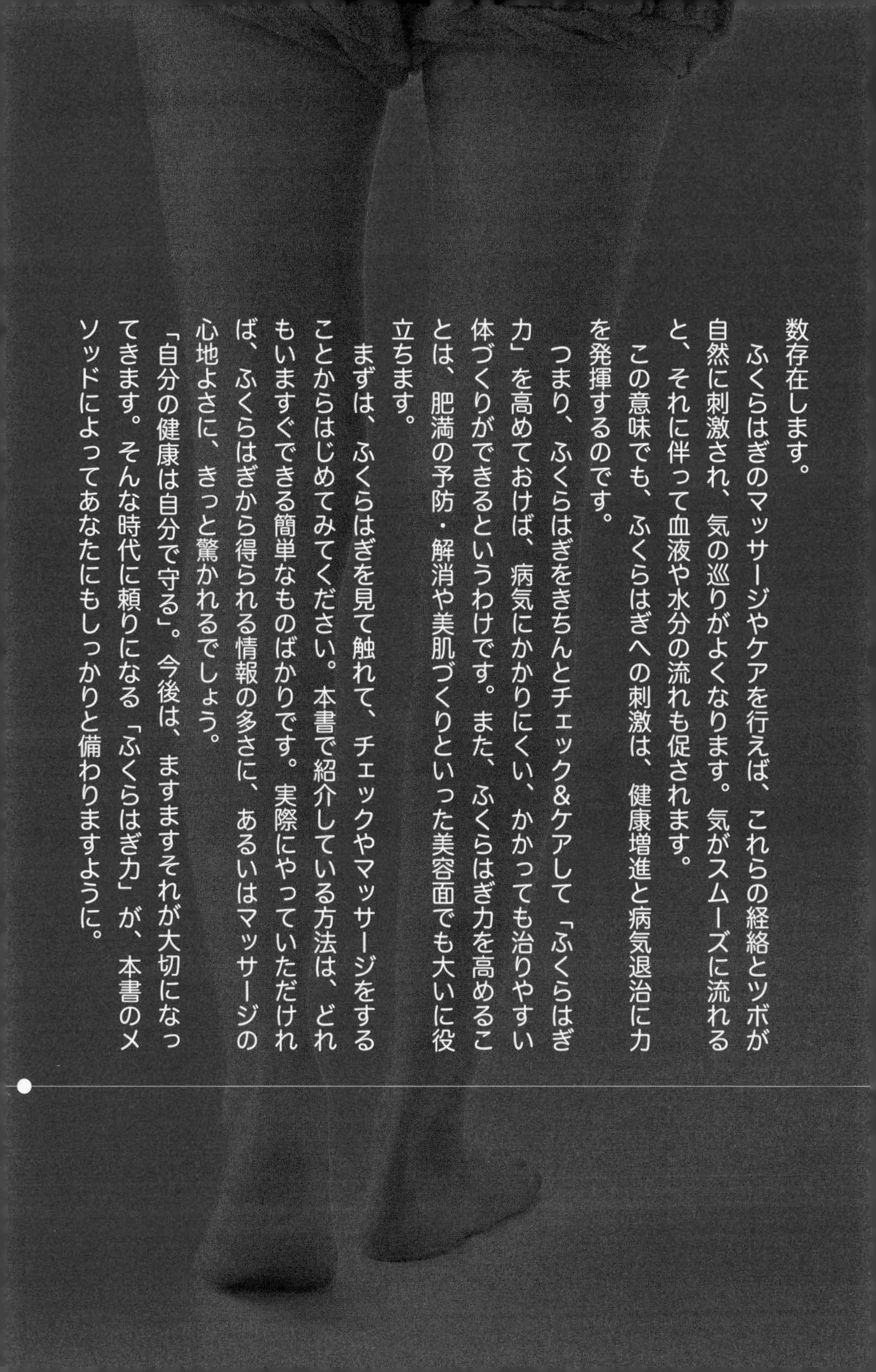

数存在します。

ふくらはぎのマッサージやケアを行えば、これらの経絡とツボが自然に刺激され、気の巡りがよくなります。気がスムーズに流れると、それに伴って血液や水分の流れも促されます。

この意味でも、ふくらはぎへの刺激は、健康増進と病気退治に力を発揮するのです。

つまり、ふくらはぎをきちんとチェック&ケアして「ふくらはぎ力」を高めておけば、病気にかかりにくい、かかっても治りやすい体づくりができるというわけです。また、ふくらはぎ力を高めることは、肥満の予防・解消や美肌づくりといった美容面でも大いに役立ちます。

まずは、ふくらはぎを見て触れて、チェックやマッサージをすることからはじめてみてください。本書で紹介している方法は、どれもいますぐできる簡単なものばかりです。実際にやっていただければ、ふくらはぎから得られる情報の多さに、あるいはマッサージの心地よさに、きっと驚かれるでしょう。

「自分の健康は自分で守る」。今後は、ますますそれが大切になってきます。そんな時代に頼りになる「ふくらはぎ力」が、本書のメソッドによってあなたにもしっかりと備わりますように。

# 病気が逃げていく ふくらはぎ力

CONTENTS

第2章 Fukurahagi-Power

第3章 Fukurahagi-Power

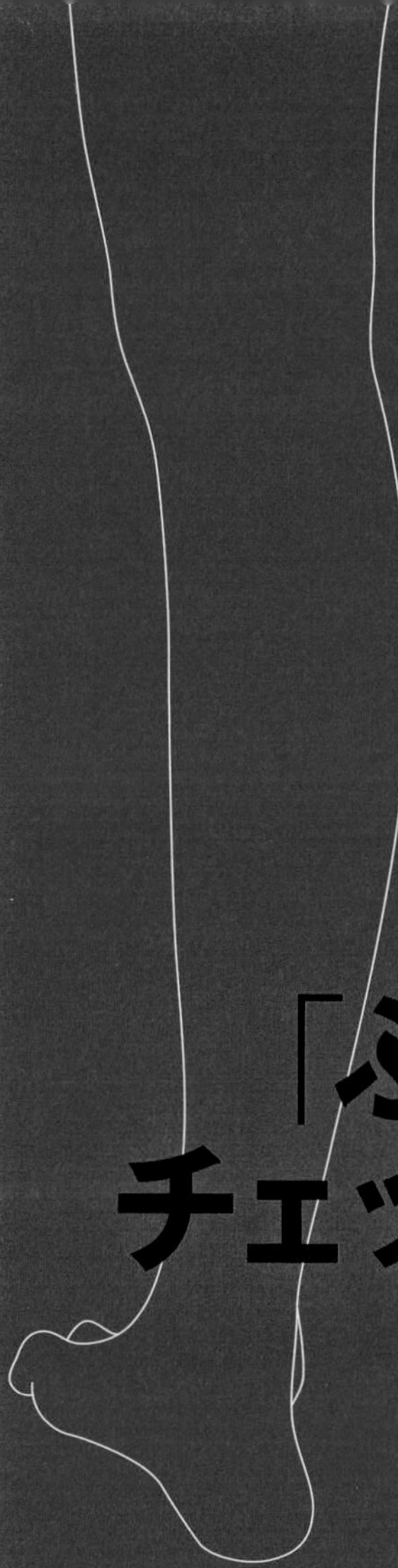

第1章

Fukurahagi-Power

# 「ふくらはぎ力」チェック&マッサージ

ふくらはぎの
6つのゾーンで
超健康になる!

はじめる前に

# ふくらはぎを見てみる・触ってみる

## ふくらはぎと「対話」しょう

ふくらはぎには全身の不調が現れます。くわしくは後述しますが、まずはふくらはぎ全体をチェックしてみましょう。

ふくらはぎは、あなたの健康を体の下部で支えてくれています。そんな「縁の下の力持ち」のふくらはぎと、対話するような気持ちで触れてみてください。

心理学の交流分析（米国の精神科医、エリック・バーンにより創始された心理学の理論）には「ストローク」という言葉があります。「相手の存在や価値を認める働きかけ」を意味する言葉です。親子であれ、夫婦や恋人、友人であれ、人と人はストロークを交換しながら生きています。

これは、人同士の関係だけでなく、「自分の体との関係」でも大切ではないでしょうか。

ストロークの原義は「なでる」「さする」で、その意味でも、対象としてふくらはぎはぴったりです。ぜひ、ふくらはぎにストロークを投げかける気持ち、つまり、存在や価値を認めて話しかけるような意識で触れてみてください。そうすれば、ふくらはぎからもいろいろなストローク――健康情報が返ってくることでしょう。

## 乾燥していないか、太さはどうかを観察

では、ふくらはぎ全体の主なチェックポイントをあげてみましょう。

### ◉肌の状態

ふくらはぎの肌の状態はどうでしょうか。すねも含めて下腿《かたい》全体を、手のひら全体でなでさするように触れてみましょう。そのとき、一定の張りとしっとり感、温かさが感じられるようなら、まず健康な状態といえます。

カサカサに乾燥していたり、ブヨブヨした感じだったり、触ってみて冷たかったりするのは、ふくらはぎの循環がスムーズでない証拠です。ひいては全身の循環が不活発であったり、偏っていたりするおそれがあります。

### ◉太さと感触

女性にとって、美容上は細いほどいいと思われがちなふくらはぎですが、健康の視点からいうと、それは少々危険な考え方です。ふくらはぎに限らず、筋肉は適度に使わなければ萎縮《いしゅく》してかたくなり、細くなっていきます。細いふくらはぎは、筋肉が乏しいことを意味します。

こうした状態では、ふくらはぎの筋ポンプ（筋肉の収縮・弛緩によって血流を促す働き：P.50参照）がうまく働きませんし、立つ、歩く、走るといった基本動作を支える力も弱くなります。

東洋医学からいっても、細すぎるふくらはぎは「血虚《けっきょ》」と呼ばれる血液不足の状態を示している疑いがあります。血虚は、月経トラブルや冷え、貧血など、女性のさまざまな病気を引き起こすもとになります。

太い・細いといっても基準が難しいのですが、少なくともひざ裏からいったん太くなったあと、なだらかに細くなる曲線的なラインがあり、筋肉の存在がしっかり感じられるのが健康的なふくらはぎです。棒のような直線的なラインのふくらはぎは、筋肉不足や血虚を疑う必要があるでしょう。

逆にぼってりと全体が太くて重い印象のふくらはぎは、余分な水分が多くてむくんでいるか、脂肪が多すぎることが疑われます。

とくに、ふくらはぎの最終地点である足首は、腱と骨で構成されている部分なので、太いのは余分な水分や皮下脂肪などがたまっている証拠です。ふくらはぎそのものは一定の太さがあっても、足首はキュッと締まっているのが健康的といえます。

## 押して痛むところは血流の悪いところ

### ◉かたさ

ふくらはぎがかたいほうがいいか、やわらかいほうがいいかは、一概にいえない部分があります。筋肉の質には個人差があるうえ、こわばってかたいのか、引き締まっていてかたいのか、見分けにくいことがあるからです。しかし、一般的に、少なくとも「脱力時はやわらかいほうがいい」といえます。アスリートなどのふくらはぎも、力を入れたときはひじょうにかたくなりますが、脱力しているときはとてもやわらかいといわれています。

アスリートでなくても、ほどよく筋肉がある健康的なふくらはぎは、力を抜いているときは一定の弾力を保ちながらもやわらかく、力を入れたときはかたくなるというメリハリがあります。

常にかたいふくらはぎや、逆に力を入れてもたるんでいるふくらはぎは、筋肉不足や血流不足が疑われます。

### ◉痛み

ふくらはぎの痛みは、わかりやすくて重要なチェックポイントです。血流不足やむくみなどがあるふくらはぎは、たいていの場合、痛みがあります。ふだんから重だるい痛みがあったり、歩くときに鋭い痛みがあったりしますが、中でもよくわかるのがマッサージの際の痛みです。

ごくソフトなマッサージでも、極端な場合は触るだけでも、痛がる人はひじょうに痛がります。東洋医学では、「痛むところは気《き》（生命エネルギー）の流れが悪いところ」といわれます。

痛むふくらはぎは、血液循環が悪いと考える必要があるのです。

血流が悪い筋肉はつりやすいので、こうしたふくらはぎはこむら返りを起こしやすく、それによってもまた痛みが起こります。

これから紹介するマッサージやケアで、「痛くないふくらはぎ」を目指しましょう。

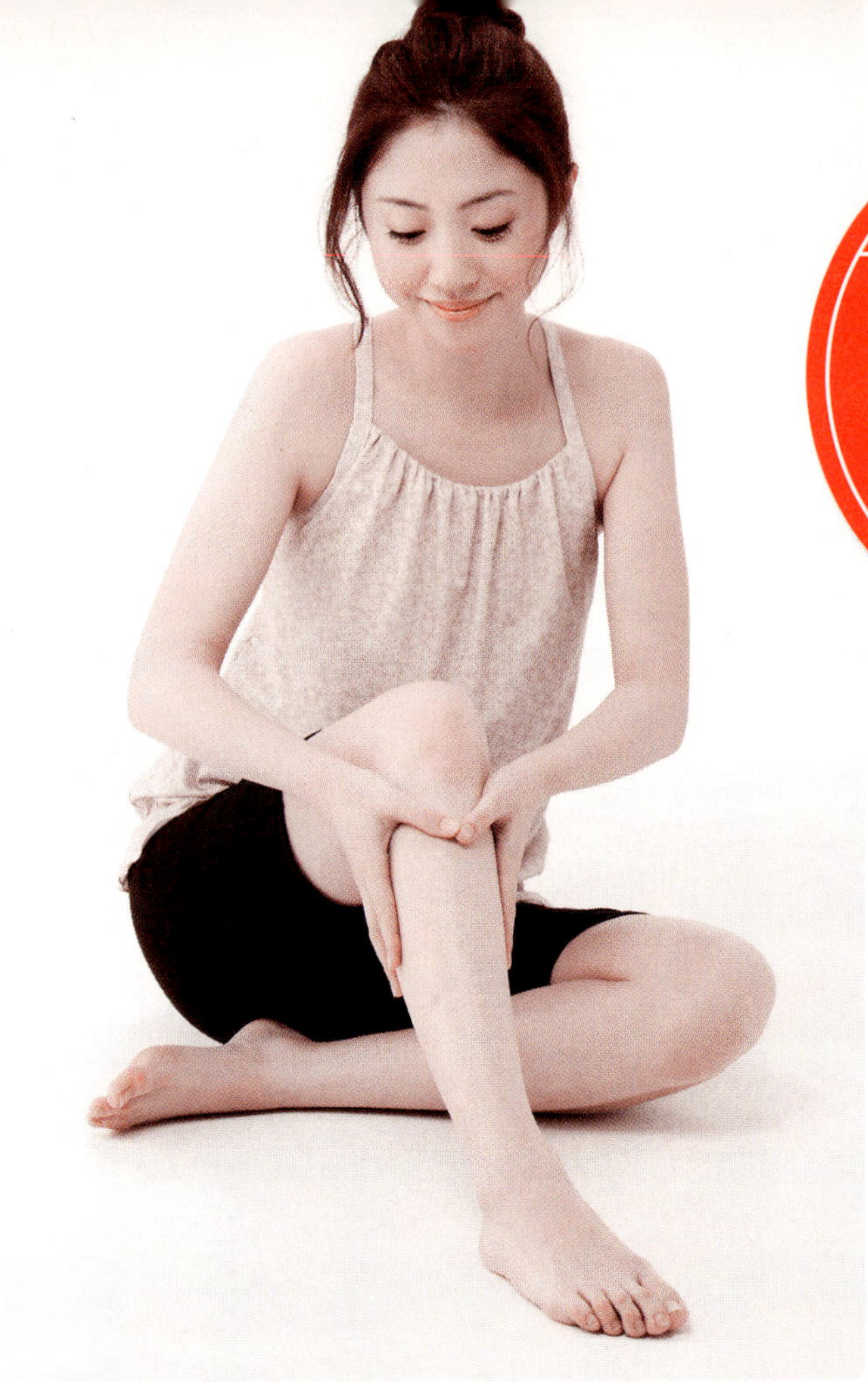

実践！

ふくらはぎ力チェック＆マッサージ

Fukurahagi-Power

# 基本の姿勢とテクニック

## 床に座ってひざを立てた姿勢で

ふくらはぎから見た大まかな健康状態がわかったところで、早速、ふくらはぎのゾーンを細かくチェックし、マッサージしていきましょう。ここでいう「ゾーン」とは、ふくらはぎを中心とした下腿《かたい》に、タテに帯状に走っている6つのゾーンで、両足それぞれにあります。東洋医学の「経絡《けいらく》」をもとにしています（くわしくはP．57参照）。経絡とは、ツボとツボをつないだ線で、気《き》（生命エネルギー）の通り道です。これらのゾーンは、不快症状を解消する特効ツボも含まれています。ツボの位置を厳密に探さなくても、その付近を押すだけでも効果は得られます。床に座ってひざを立てた姿勢が基本です。イスに座って行ってもかまいません。

## 押してさすり、はさんでもみ、ねじる

ふくらはぎを手でつかむようにしながら、できるだけ両手の親指で押すのが基本。このとき、爪を立てないで指の腹で押すこと。押した部分がチェーン状につながるイメージで(あまり間をあけないで)押しましょう。主に下の4つの方法がありますが、細かいやり方は各ページでくわしく説明しています。

チェックではやさしく押しながら、痛みやしこりがないかを見ます。マッサージでは、「痛《いた》気持ちいい」強さで押したりもみほぐしたりします。どちらも、各ページに記した矢印の方向で刺激していきましょう。

なお、それぞれのゾーンは、組み合わせるとより効果的な「ペア」が決まっています。ぜひセットでやってみてください。

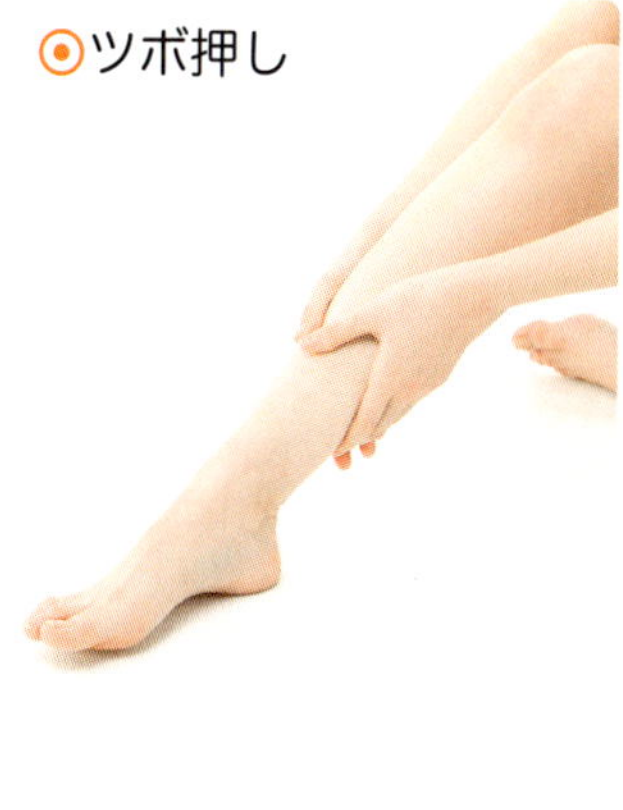
◉ツボ押し

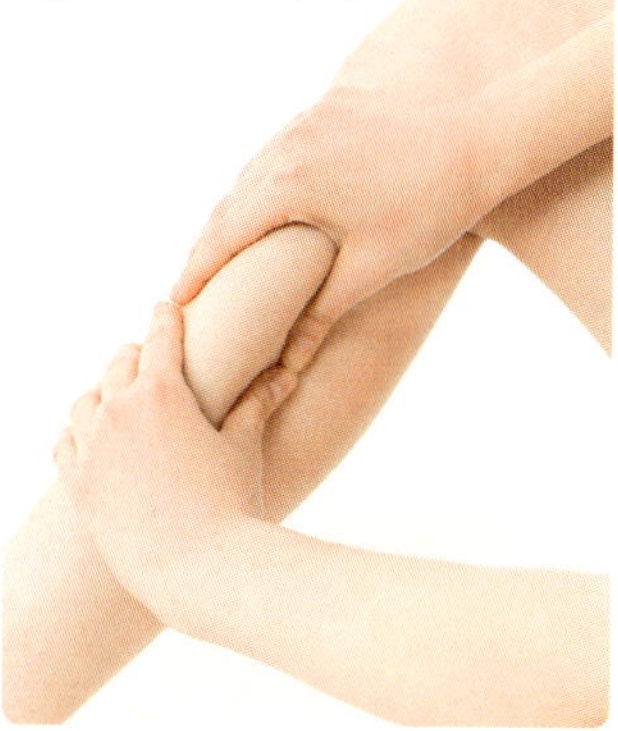
◉はさんでもむ

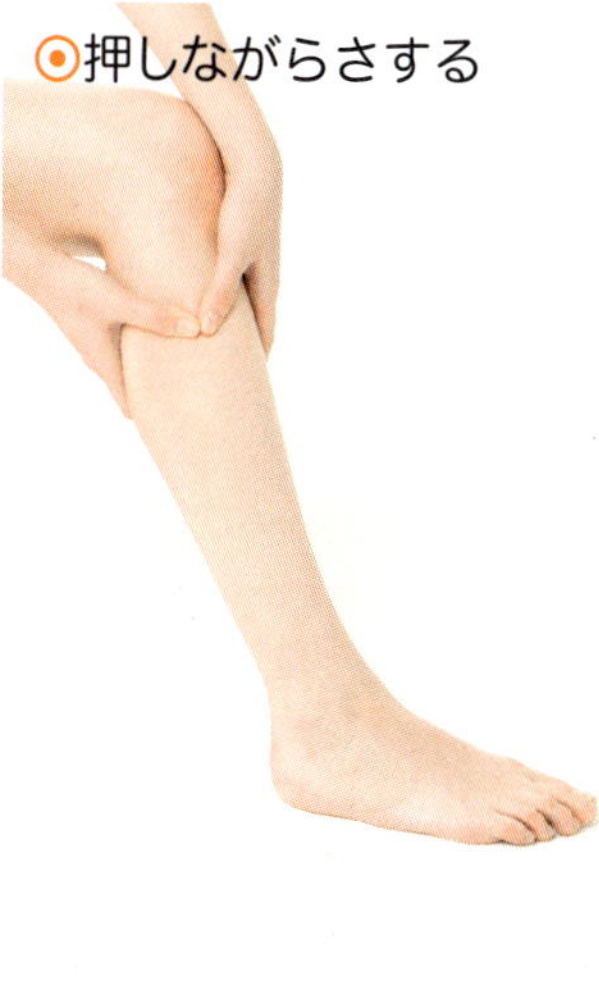
◉押しながらさする

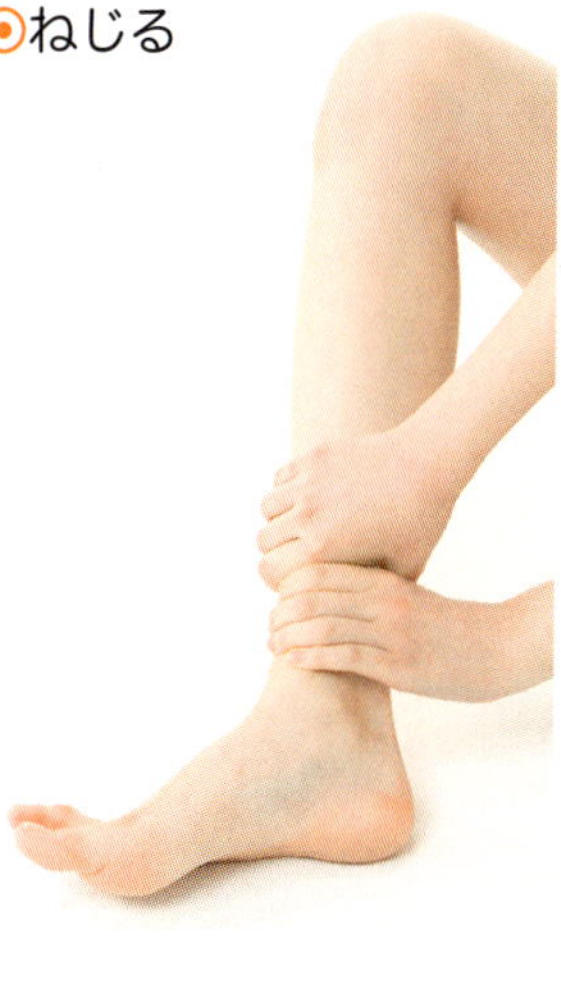
◉ねじる

ここにあげた6つのゾーンを押してみて、とくに痛みや

## "ふくらはぎ力"はココでわかる！

# もんで鍛える6つのゾーン

### Aゾーン

**肩こり、腰痛、足のだるさ**

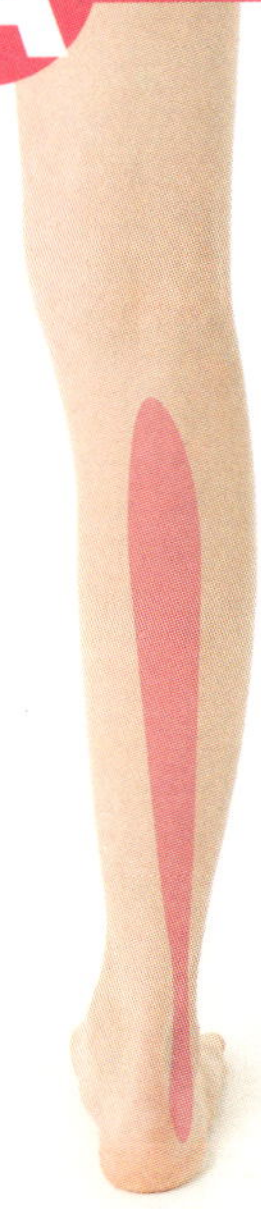

ひざの真後ろからはじまり、ふくらはぎのふくらみがなくなるあたりからやや外側にそれ、外くるぶしでおわるゾーン。肩こり、腰痛、足のだるさ、疲れのほか、排尿トラブルなどの反応が現れます。

**関連する経絡** ⊙膀胱経《ぼうこうけい》

### Bゾーン

**免疫力、耳鳴り、ホルモン系トラブル**

かかとの内側からはじまり、ほぼ真上に昇ってひざ裏の内側でおわるゾーン。生殖器やホルモン系、免疫系のトラブル、めまい・耳鳴りなどの反応が現れます。とくに女性では更年期や妊娠関連のトラブルも。

**関連する経絡** ⊙腎経《じんけい》

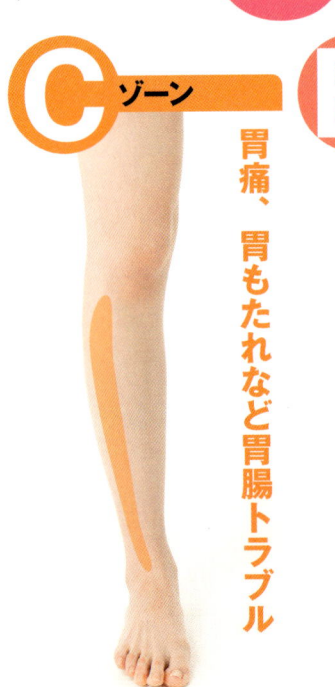

### Cゾーン

**胃痛、胃もたれなど胃腸トラブル**

すねの外側前方を走るゾーン。ひざのお皿のななめ下からはじまり、太い筋肉上を下り、途中からゆるやかに前に行って足首前面でおわります。胃痛や胃もたれなどの胃腸トラブルやひざ痛などの反応が現れます。

**関連する経絡** ⊙胃経《いけい》

しこりを感じるゾーンがあれば、対応する体の部位の不調が疑われます。そこで、そのゾーンをマッサージすることで改善が促されます。６つのゾーンは左右それぞれにありますから、必ず両足を刺激してください。どちらの足からはじめてもかまいません。また、気になるゾーンからはじめても、すべてのゾーンを一通りすべて行ってもいいでしょう（写真はすべて右足）。

★このゾーン分類やチェック＆マッサージのメソッドは、東洋医学の経絡の考えに基づいて考案したオリジナルメソッドです。
★各ゾーンの下の「〜経」はもとになっている経絡の名前。なお、経絡は全身に走っており、文中の「はじまり」「おわり」などは下腿のゾーンについての表現。

## D ゾーン

**便秘、下痢、むくみ、だるさ**

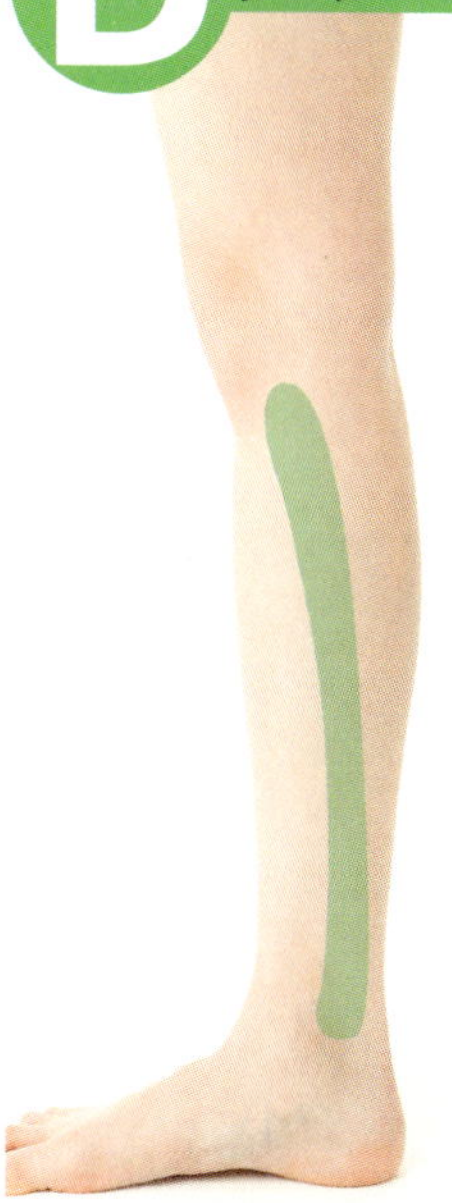

内くるぶしの後ろにはじまり、すねの太い骨の後ろへりに沿って上がり、ひざの内側でおわるゾーン。便秘や下痢、食欲不振など消化器系トラブルのほか、むくみ、だるさなどの反応が現れます。

**関連する経絡** ⊙脾経《ひけい》

## E ゾーン

**花粉症、頭痛、決断力の低下**

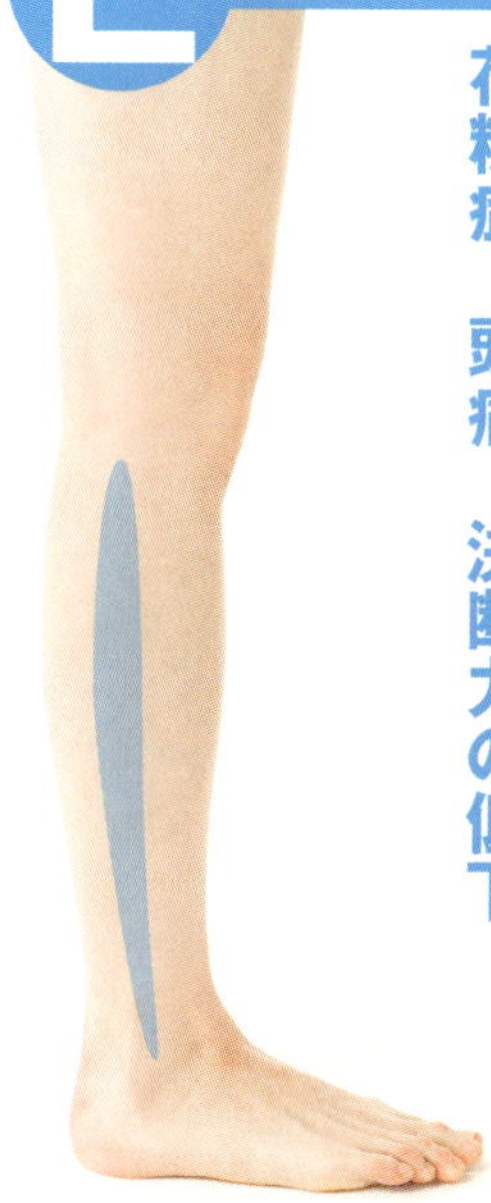

ひざの外側・真横にある骨のでっぱりの前下方からはじまり、下腿の真横を下って外くるぶしの前でおわるゾーン。花粉症などアレルギーや低血圧、頭痛、決断力低下や、めまい・耳鳴りの反応も現れます。

**関連する経絡** ⊙胆経《たんけい》

## F ゾーン

**眼精疲労、ストレス、月経トラブル**

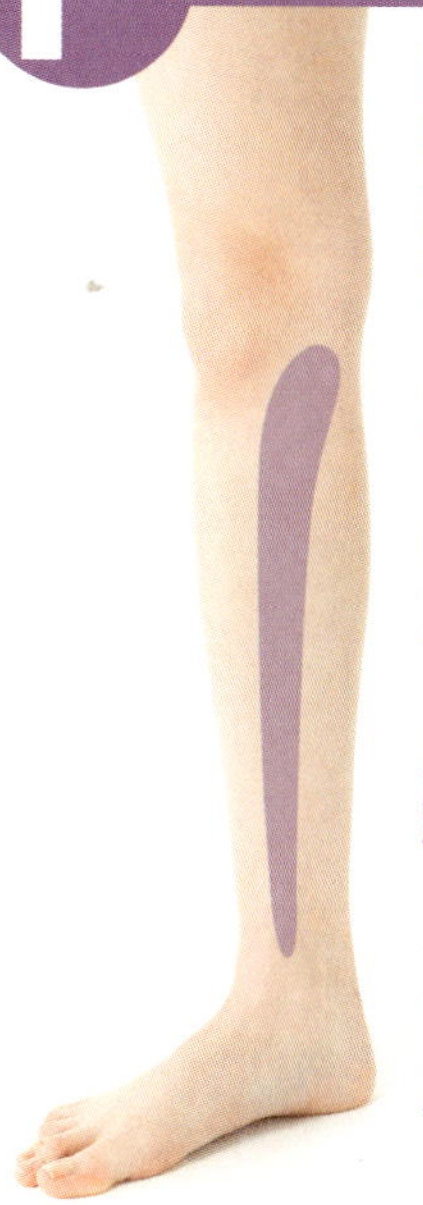

内くるぶしの真上からはじまり、すねの骨の内側（骨そのものの上）を昇って、ひざの内側でおわるゾーン。目の不調やストレス、不眠、イライラ、うつ傾向のほか、とくに女性では貧血、月経トラブルなどの反応が現れます。

**関連する経絡** ⊙肝経《かんけい》

Fukurahagi-Power

# A ゾーン チェック

## ふくらはぎのど真ん中。肩こり・腰痛・足のだるさに関わる

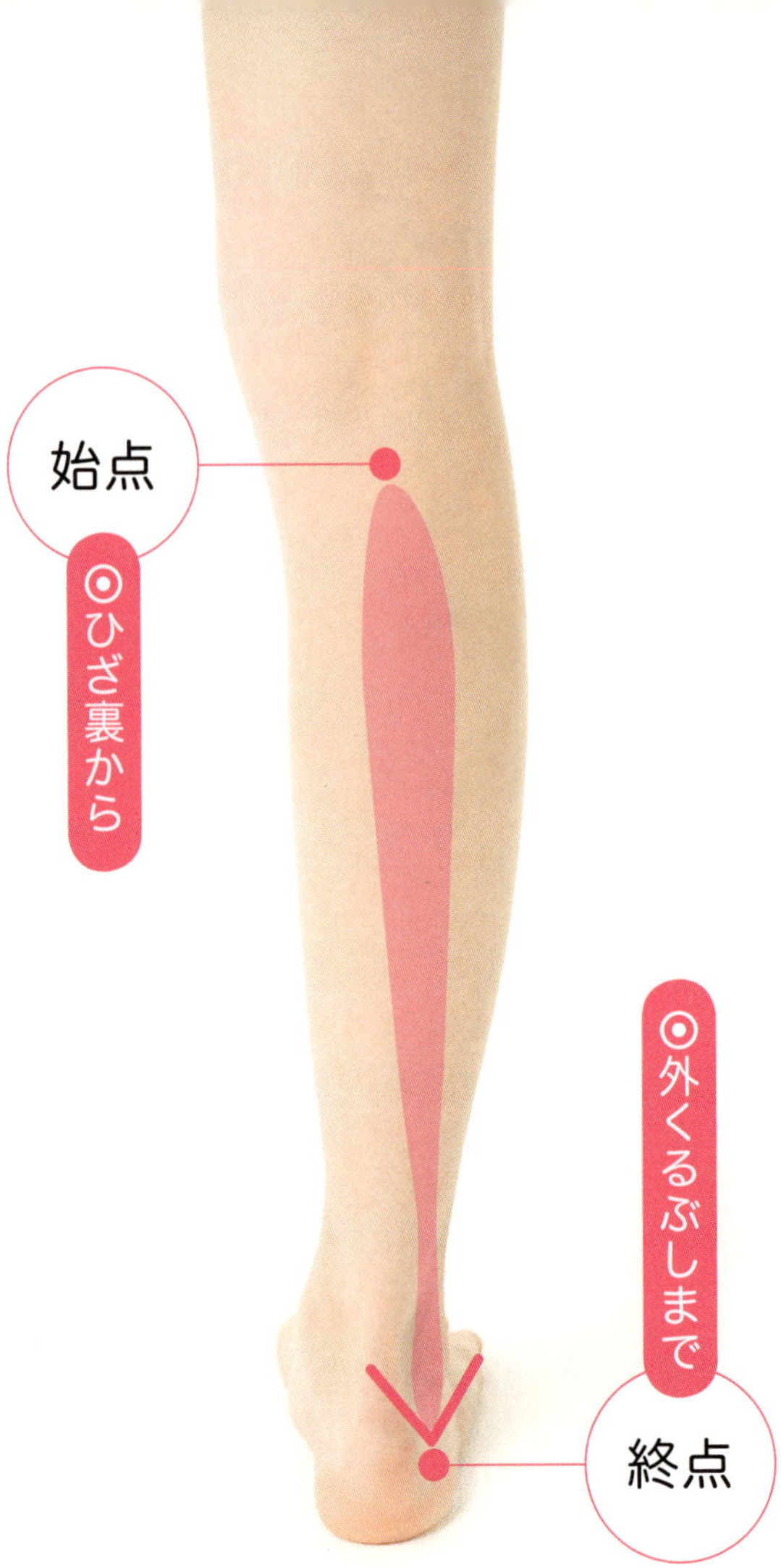


### Aゾーン刺激でわかる不快症状

肩こり、腰痛、足のだるさ、疲れ、排尿トラブルなどの反応が現れるゾーンです。肩こり、腰痛はゾーンの上半分、足のだるさや疲れは下半分に顕著に現れます。

### ◎刺激のしかた

委中《いちゅう》からふくらはぎの真ん中を、下に向かって、両手の親指を使って指をずらしなが

**A ゾーン**

## ●ココが始点！

ひざ裏の、ひざが折れ曲がる線の中央に両手の親指を向かい合わせに当て、突き上げるように押すと深部に響く感じがします。ここが委中というツボで、Aゾーンの出発点です。

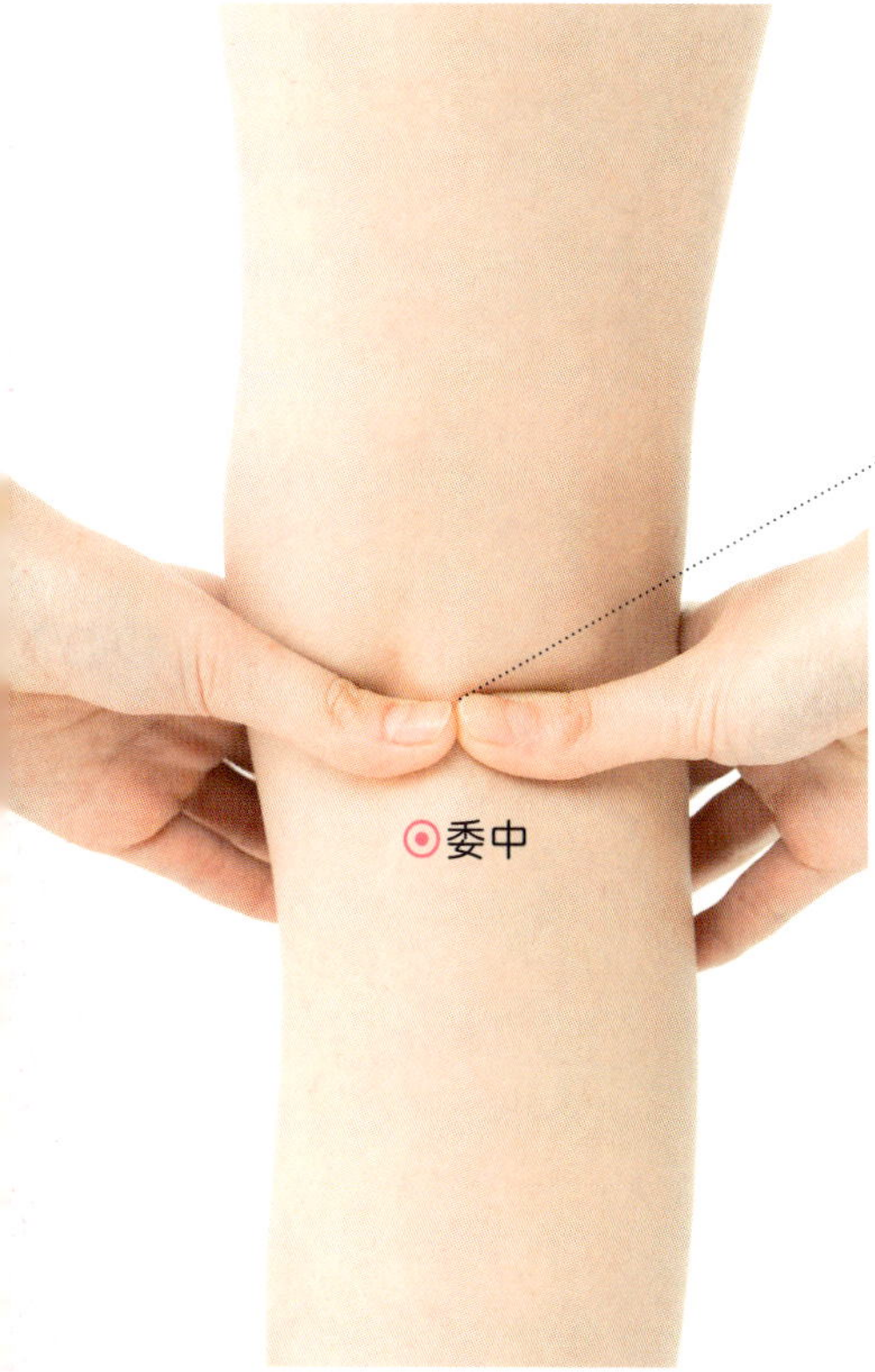


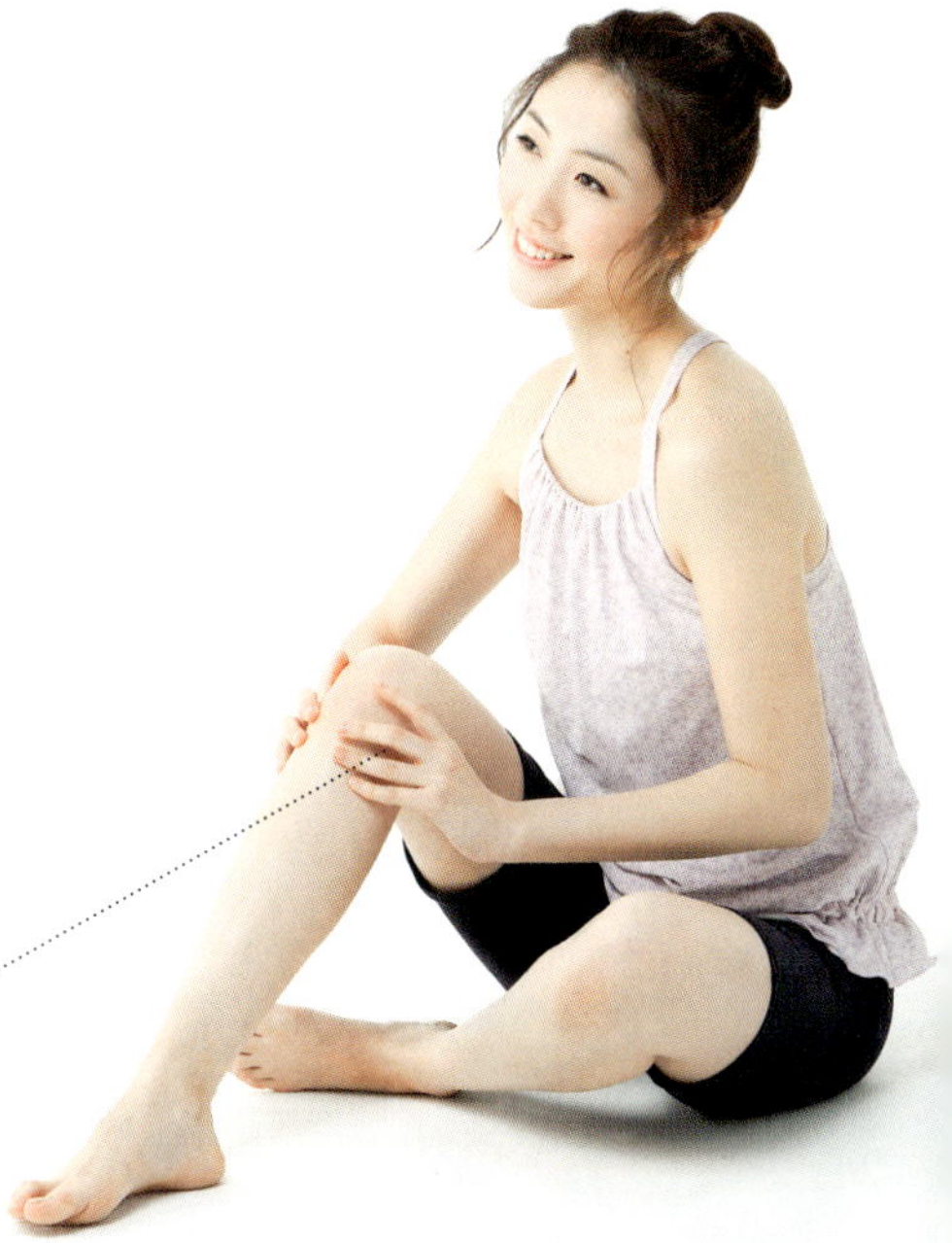

## ひざ裏から外くるぶしまでを刺激

委中からふくらはぎのまん中を通り、外くるぶしの下あたりまでをやさしく押していきます。

ら押していきます。ふくらはぎのふくらみがおわるあたりでやや外側に行きます。外側に行く地点にも響く痛みがあるので、感覚を確かめながら押しましょう。そこから外くるぶしの後ろを目指して下がっていき、最後は外くるぶしとアキレス腱の間より少し下でおわります。

**診断**

**痛みやしこりがあったら……**

肩こり、腰痛、足のだるさ、排尿トラブルなどが出ているか、将来起こり得る可能性があります。ふだんから肩こりや腰痛がある人なら、悪化のサインかも。

マッサージ
テクニック

①ねじる

②押しながら下方向へ

③ツボ押し

④円を描くように押しもみ

## マッサージのポイント

1. ウォーミングアップで皮下組織全体をゆるめておく
2. Aゾーンにある特効ツボ・委中、承筋、承山、飛陽、附陽を親指を使ってじっくり押しもみしながら
3. 僕参のツボはグルグルと小さい円を描きながら

Fukurahagi-Power

# A ゾーン マッサージ

## たまったこりや痛み、疲労を心地よく洗い流す

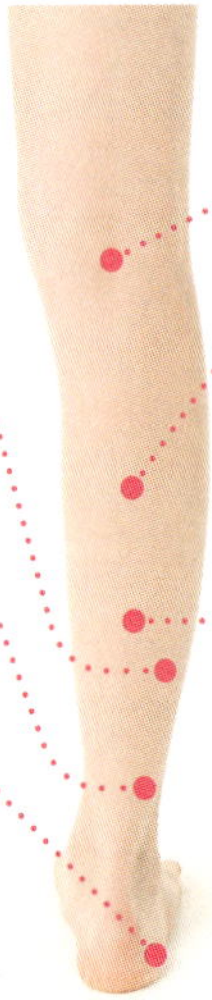

**飛陽《ひよう》**

承山からやや外側斜め下にあり、すねの骨の後ろにあるツボ

**附陽《ふよう》**

飛陽から骨に沿って下り、外くるぶしから指の幅４本分のところにあるツボ

**僕参《ぼくしん》**

外くるぶしとかかとの間の少し下（かかと寄り）にある浅いへこみで、押すと鋭く響く痛みがあるツボ

**委中《いちゅう》**

**承筋《しょうきん》**

委中からまっすぐ下り、ふくらはぎの最もふくらんだところで押すと響く痛みがあるツボ

**承山《しょうざん》**

承筋から指の幅４本分（人さし指〜小指をそろえた幅）下にあるツボ

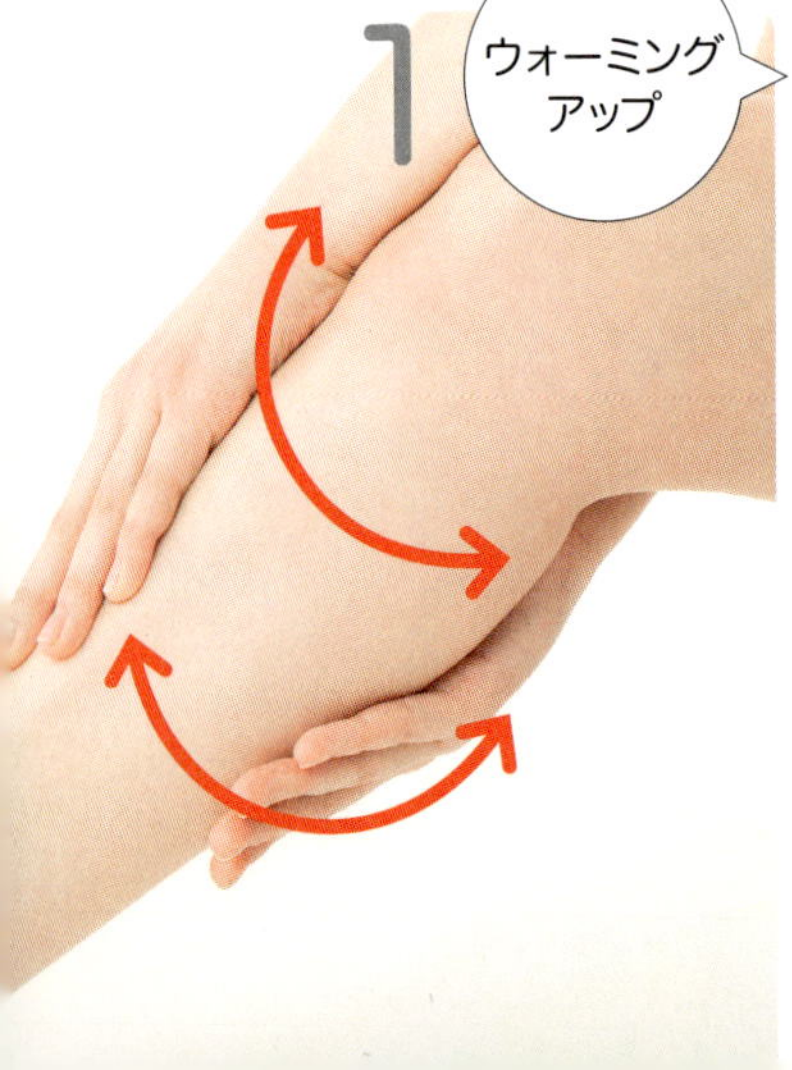

1 ウォーミングアップ

### 皮下組織を土台からゆすってほぐす

ふくらはぎの上部(ふくらんだ部分)を上下から手ではさみ、まず内側に向かって行けるところまでねじり、５秒止めます。皮膚と手をずらさず、皮膚の下にある組織を動かすようなイメージで。同様に外側にもねじったあと、ふくらはぎの下部（細い部分）も内外に数回ずつねじります。最初にある程度やわらかくしてからマッサージをはじめると効果的。

A
ゾーン

## 2 両手の親指で下方向にマッサージ

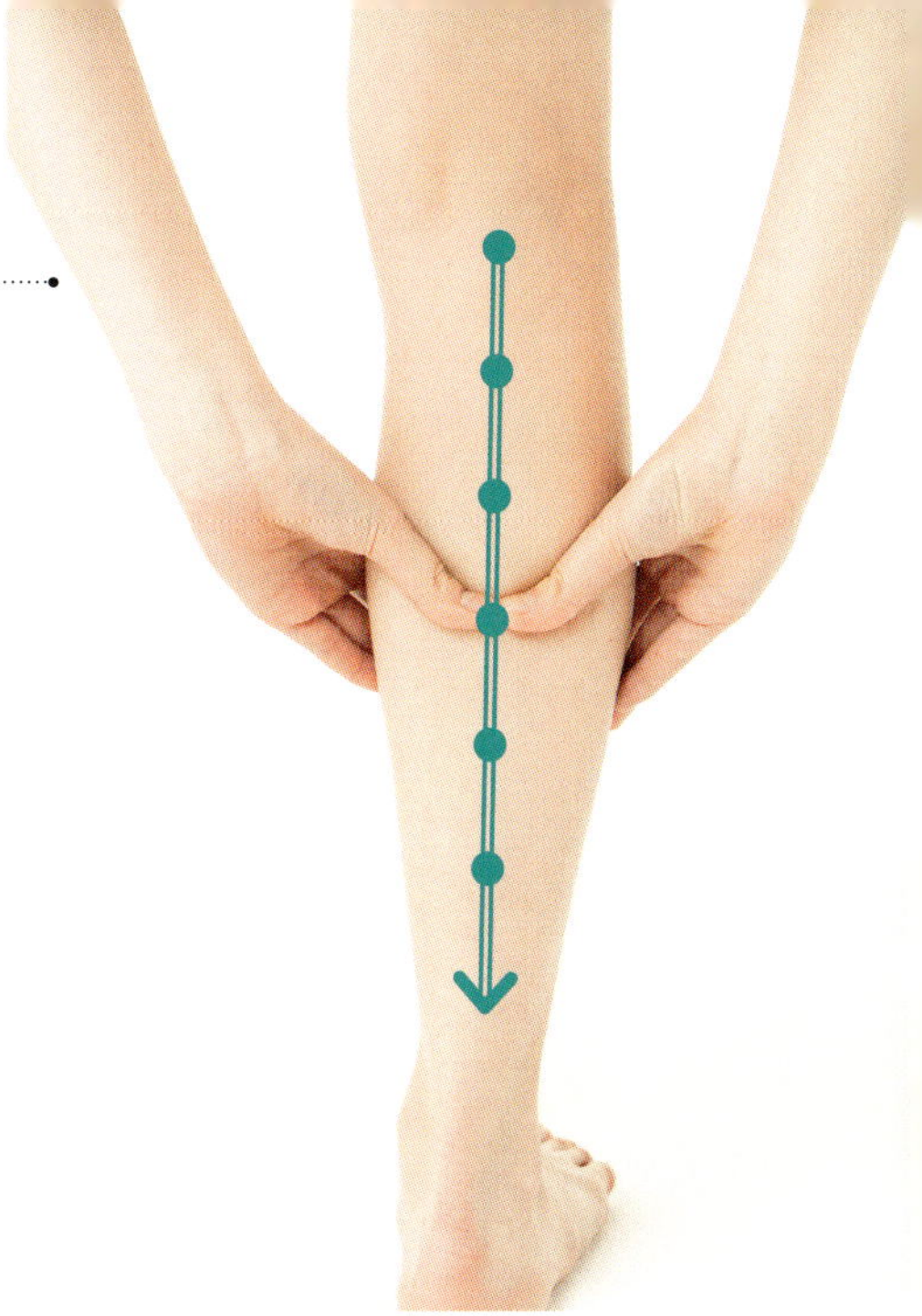

両手の親指をひざ裏に当て、委中、承筋、承山のツボをじっくり押しながら足首に向かってマッサージ。

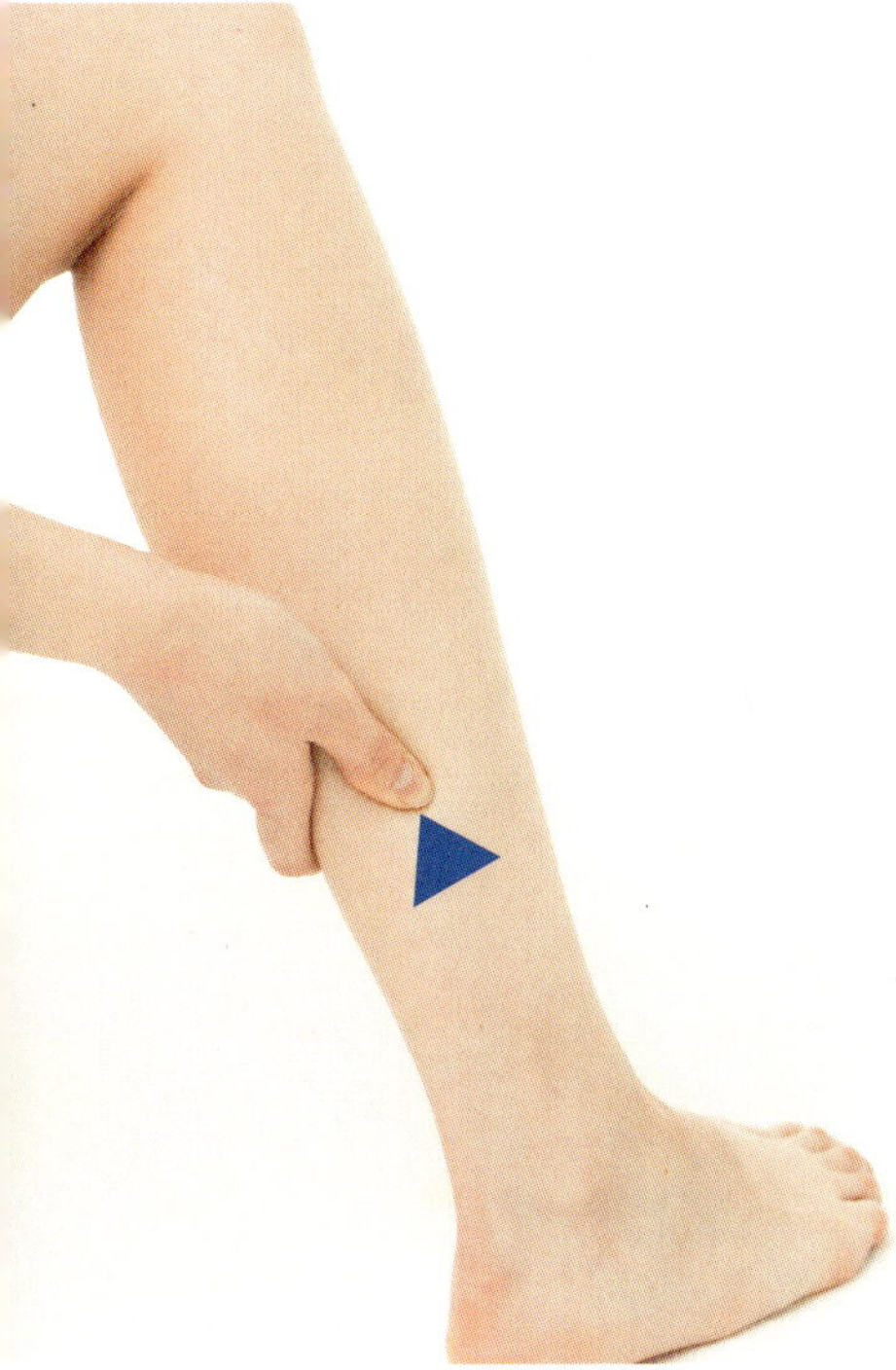

## 3 片手の親指で外側のツボをマッサージ

次に、一方の手の親指で飛陽、附陽のツボを押しもみします。

## 4 外くるぶしをグルグルと押しもみする

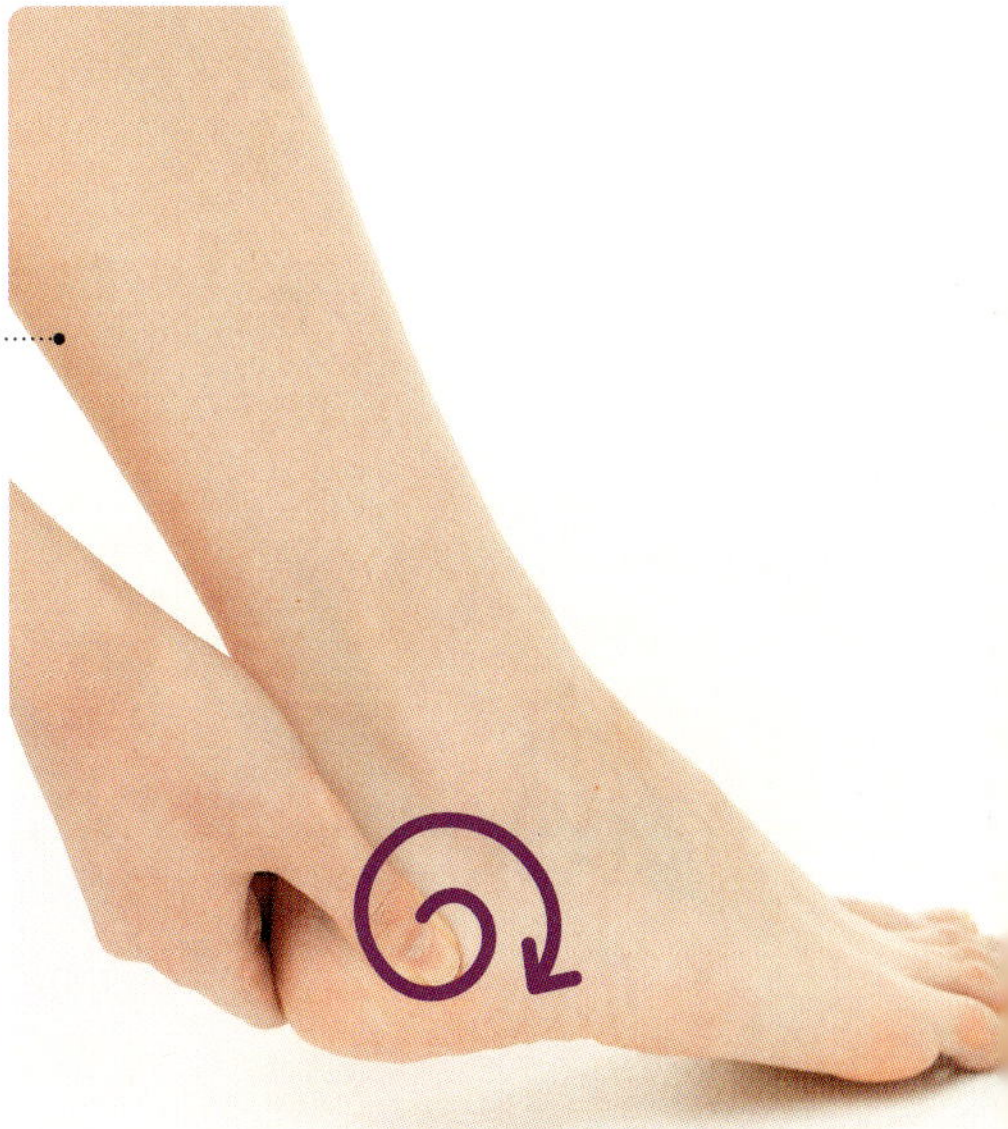

Aゾーンの最終地点には、僕参というツボがあります。ここに親指の先を当て、ほかの指でかかとを持ち、グルグルと円を描くように押しもみしましょう。痛くなくなるまでもみほぐすと、Aゾーン全体の流れがぐんとよくなります。

B ゾーン マッサージ
併せて行うと効果倍増！

Fukurahagi-Power

# B ゾーン チェック

## 内ふくらはぎの筋肉の上。免疫力と耳鳴り・めまいに関わる

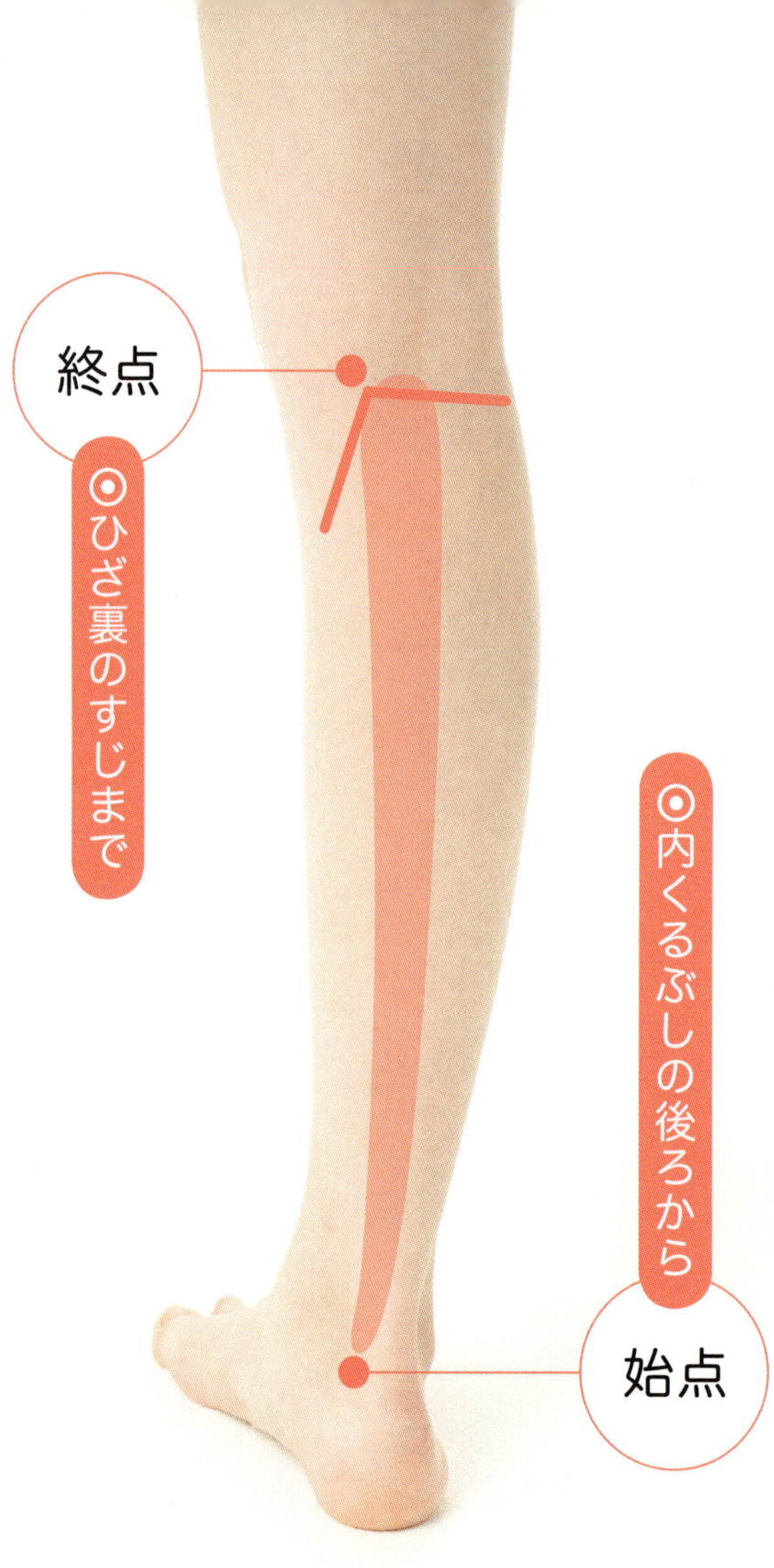


### Bゾーン刺激でわかる不快症状

疲れや睡眠不足で基礎的な体力が弱っていると異常が現れやすいゾーンです。痛みやしこりのほか、筋肉の弾力低下も、異常の目安になりますから、ふだんから変化をチェックしておきましょう。

指と骨の間に筋肉をはさむ感じで押すのがコツ。

◎刺激のしかた

B
ゾーン

### ●ココが始点！

かかとの内側、内くるぶしとアキレス腱の間の少し下（かかと寄り）に、浅くへこんでいて、押すと鋭く響く痛みを感じるところがあります。ここがBゾーンの出発点で、水泉というツボです。ここに、写真のように両手の親指を当てながら押していきます。

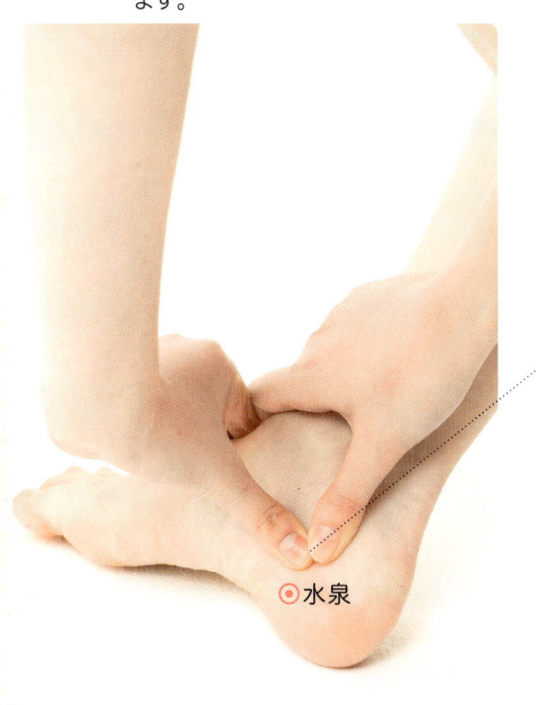

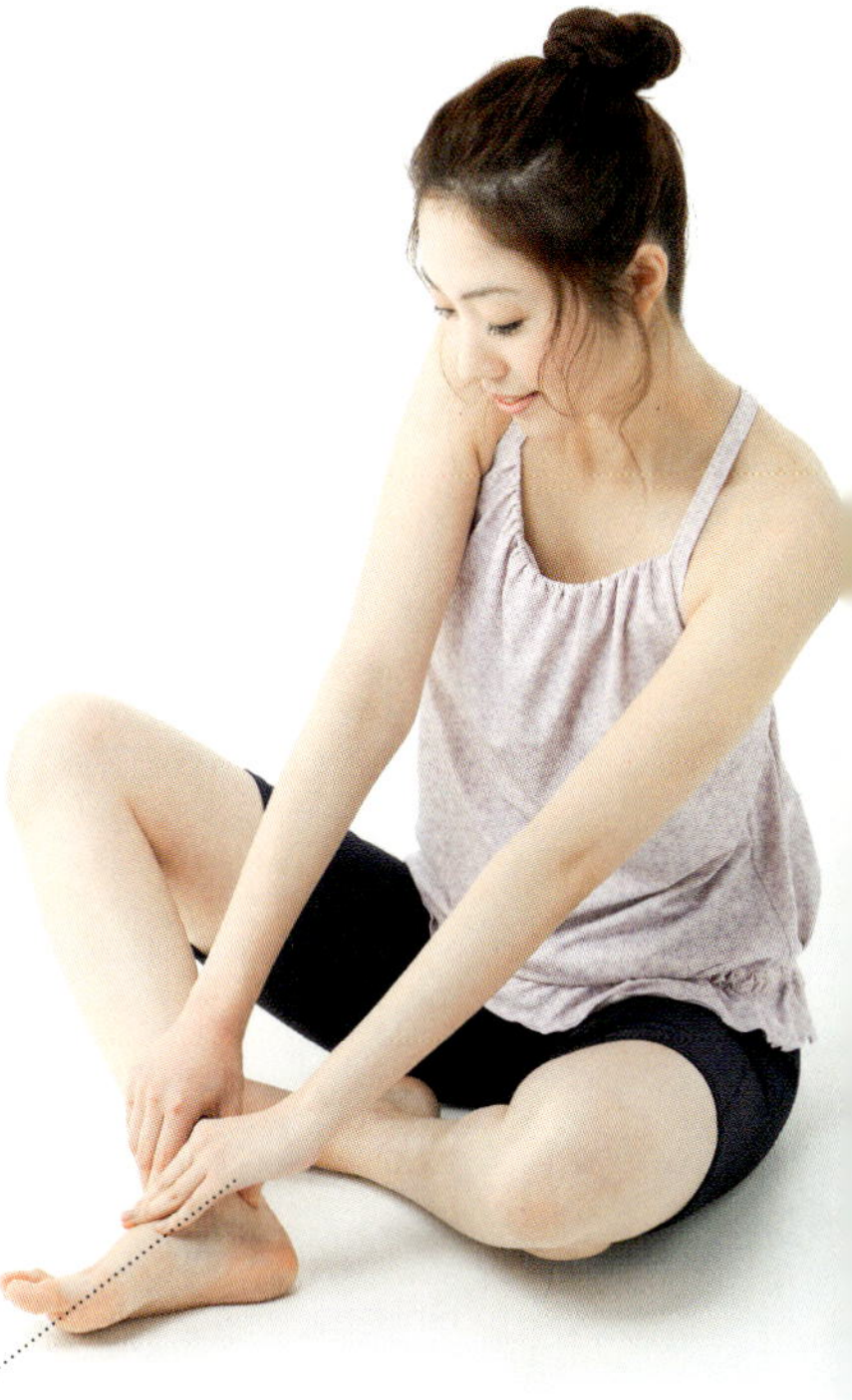

### 内くるぶしから ふくらはぎの内側に 沿って刺激

水泉からふくらはぎの内側を通り、ひざ裏まで、筋肉の上をやさしく押していきます。

水泉《すいせん》からひざ裏の内側を目指して、ふくらはぎの筋肉上をほぼ真っ直ぐに、両手の親指を使って指を移動させながら押していきます。最終地点は、ひざが折れ曲がる線の内側の端で、指先で触れると、狭い間隔で並んだ2本のすじに触れるところです。

**診断**

**痛みやしこりがあったら……**

免疫系やホルモン系のトラブル（女性なら更年期や妊娠関連のトラブルなど）、めまい、耳鳴り、難聴、脱毛、などの症状があるか、その前兆と考えられます。

マッサージテクニック

①ツボ押し

②押しながら上方向へ

③はさんでもむ

④円を描くように押しもみ

**マッサージのポイント**

1. まず足の裏のツボ押しでエネルギーチャージ
2. 骨の上でなく筋肉をはさんで押す
3. Bゾーンにある特効ツボ・築賓は骨の上でなく筋肉をはさんで押す
4. 太谿のツボはグルグルと小さい円を描きながら

Fukurahagi-Power

**B** ゾーン

**マッサージ**

# ホルモンバランスを整えて免疫力アップ!
# 耳鳴り・めまいも改善

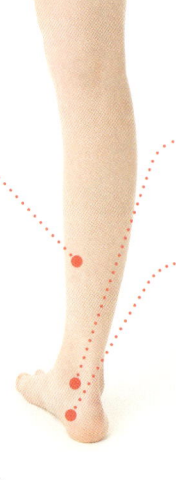

築賓《ちくひん》
ふくらはぎのふくらみがおわるあたりにあるツボ。太谿から親指の幅5つ分上の場所
太谿《たいけい》
内くるぶしとアキレス腱の間にあるくぼみ
水泉《すいせん》


1 ウォーミングアップ

## 元気度や活力を表す 足の裏のツボ・湧泉を押す

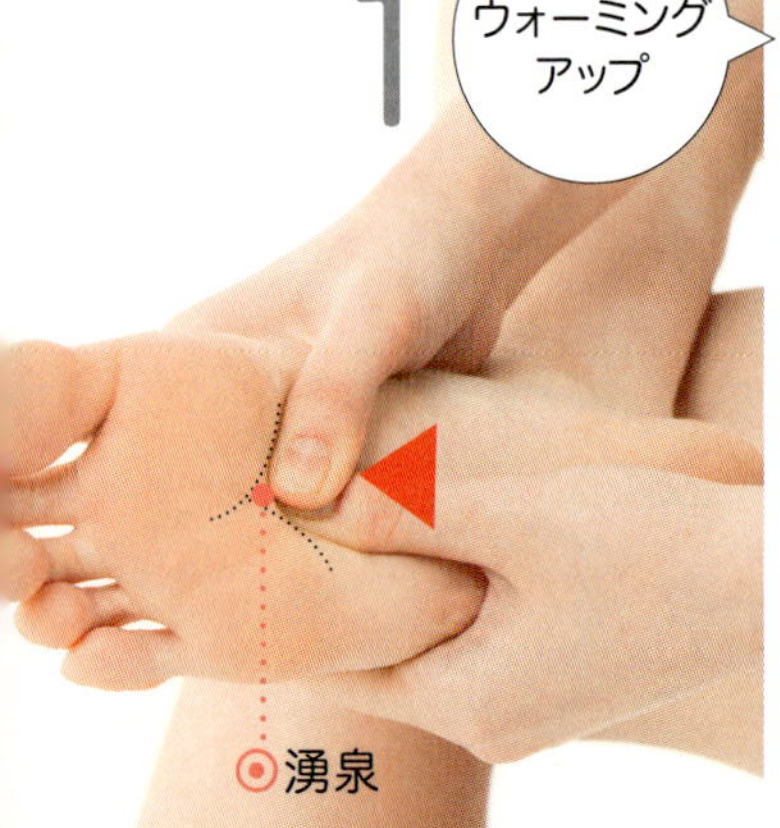


足の裏の指の下あたりの盛り上がった線を「人」という字に見立てた分かれ目が湧泉《ゆうせん》というツボで、Bゾーンの流れをよく反映します。ここを5秒間押してクレーターのようにへこむ人や、かたすぎたり痛すぎたりして押せない人は活力不足の現れ。両手の親指を重ねてじっくり押すと、Bゾーンの流れがよくなり、活力回復に役立ちます。

B
ゾーン

## 2 ふくらはぎの筋肉をはさんでもみほぐす

ふくらはぎの内側を上からはさんで持ち、両手の親指を各ツボに当て、ゾーンに沿ってもみほぐします。

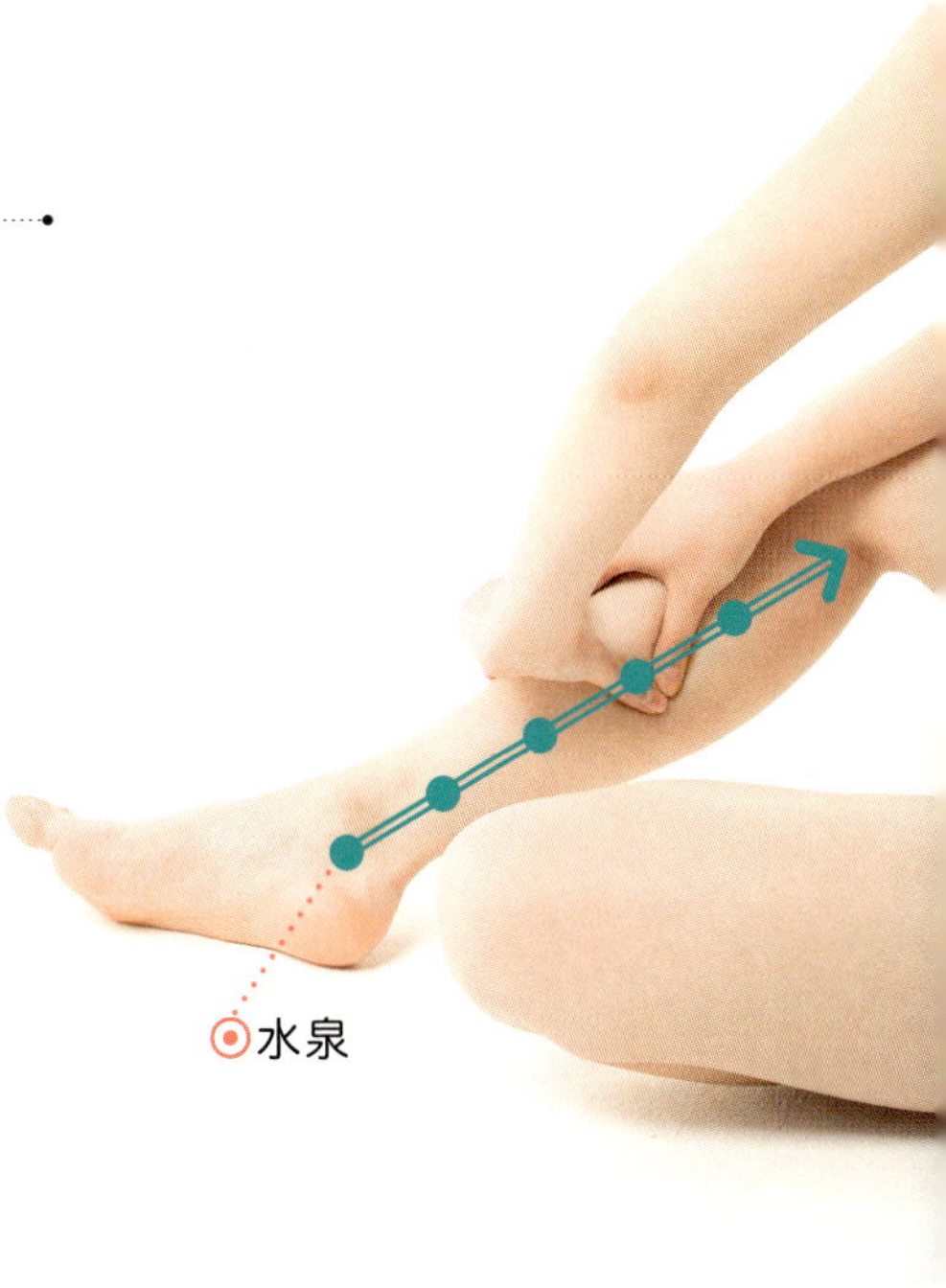


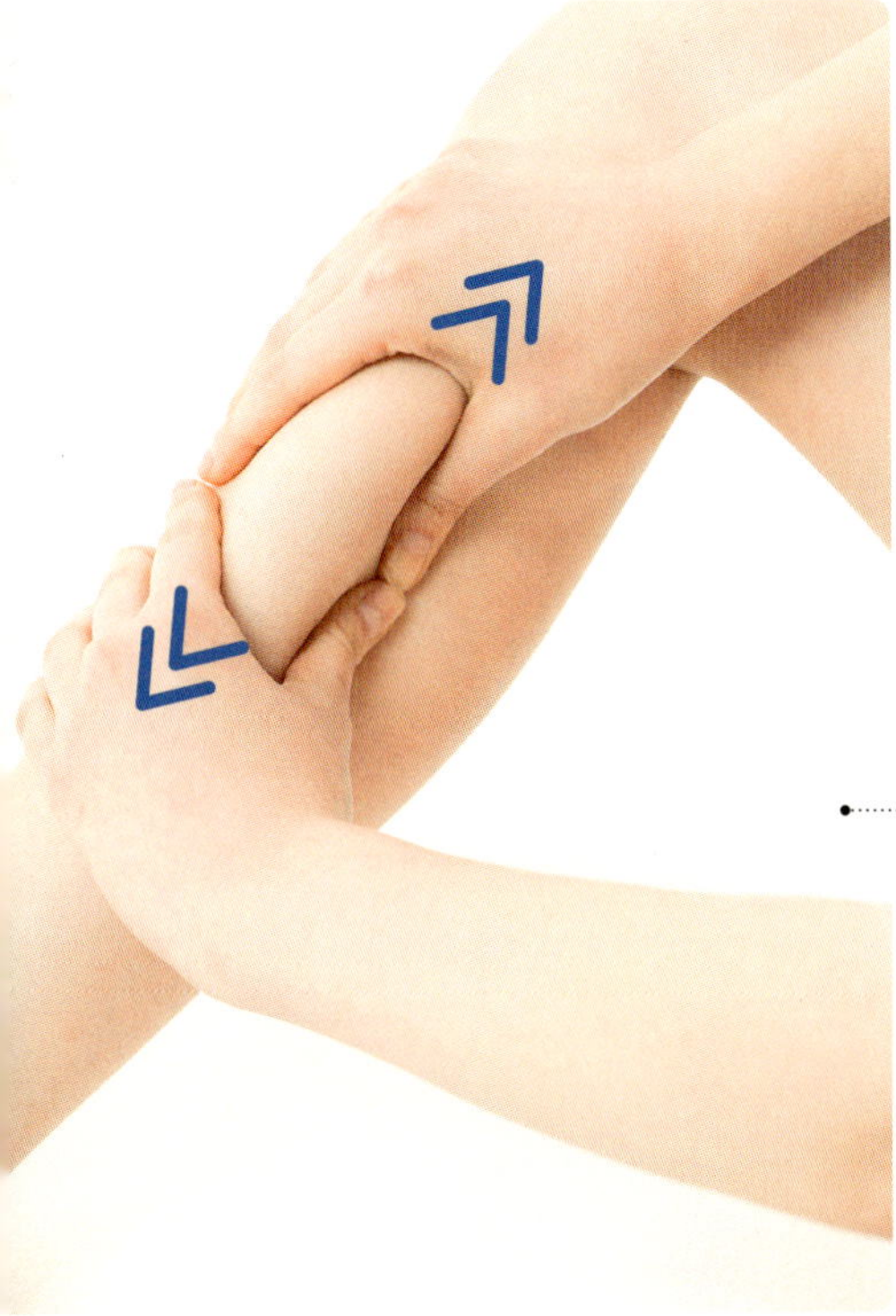

## 3 筋肉をつかみながらもむ

手前から筋肉をはさみ持ち、骨に向かってグッと押し上げるイメージでつかみもみします。築賓のツボはとくに念入りにマッサージしましょう。写真のように、ぽっこりと筋肉が盛り上がる感じになっていたら上手に押せている証拠です。

## 4 内くるぶしの後ろをグルグル渦巻き

片手で足首を持ち、親指で太谿のツボをグルグルと渦巻きを描くように押しもみします。足腰の冷えや疲れ、足のほてりなどがあると痛みやすいツボ。痛む人や上記の症状がある人は念入りにもみましょう。

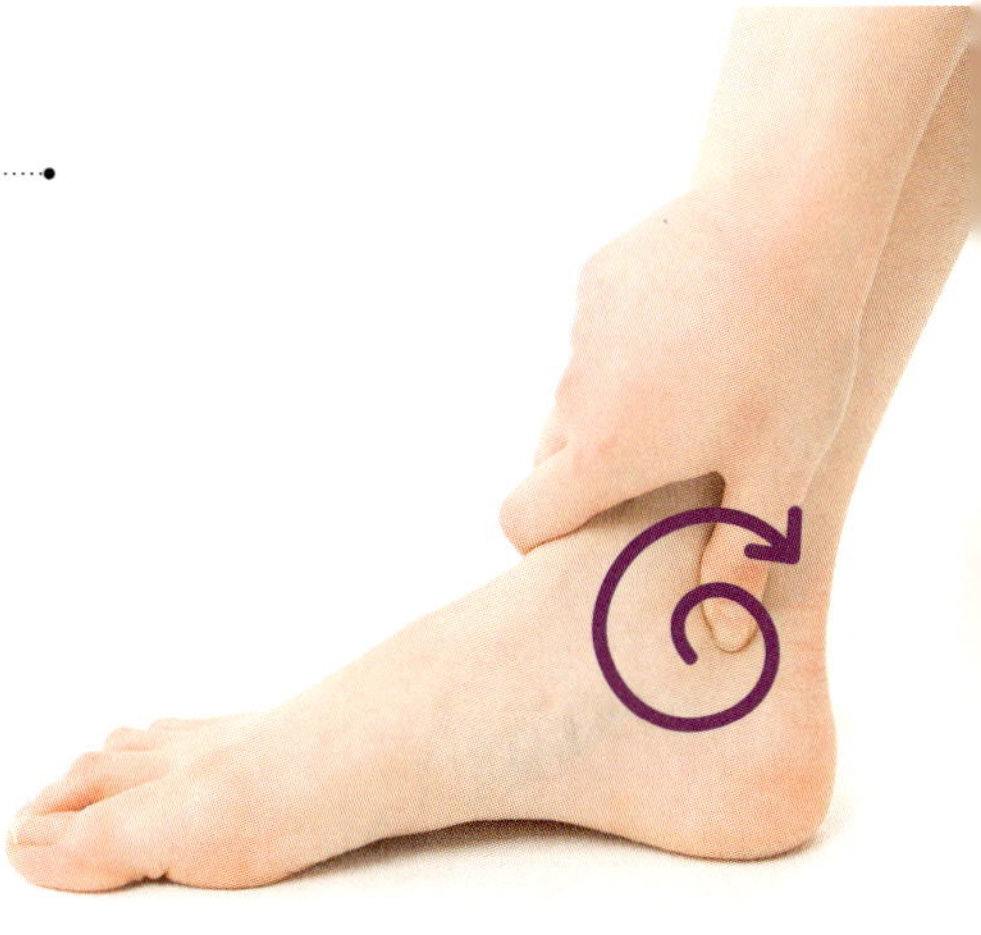

A ゾーン マッサージ
併せて行うと効果倍増！

Fukurahagi-Power

# Cゾーンチェック

## すねの外側の太い筋肉。胃痛、胃もたれなど胃腸トラブルに関わる

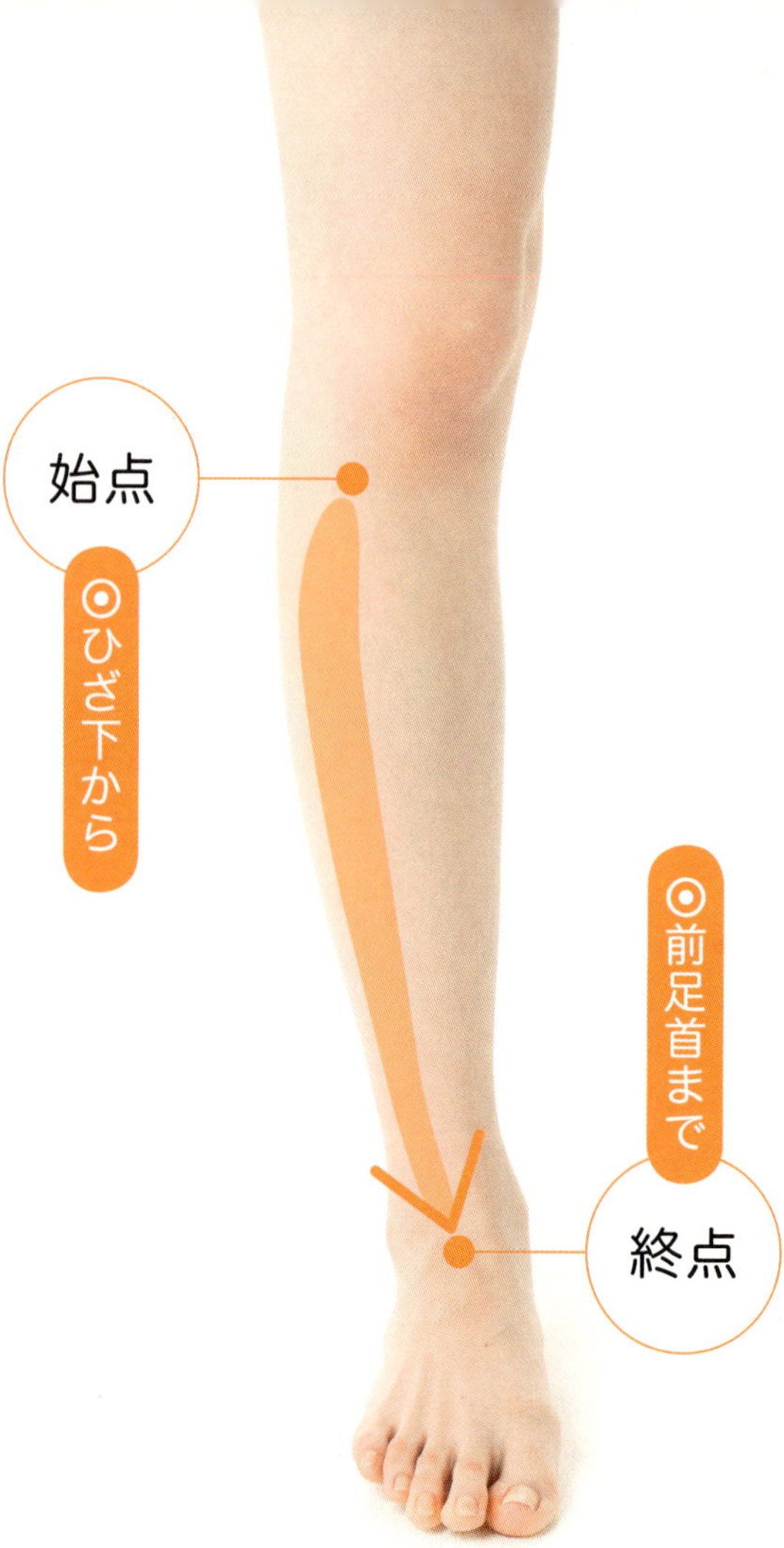


### Cゾーン刺激でわかる不快症状

足首を手前に曲げると大きく盛り上がるのがこのゾーン。押すとだれでも心地よく響く痛みを感じますが、しこりやこわばりとともに強い痛みがあるときは要注意。胃痛、胃もたれ、食欲不振、腹部膨満感など、胃腸トラブルなどの異常が現れやすいゾーンです。

### ◎刺激のしかた

C
ゾーン

## ●ココが始点！

手の親指とそろえたほかの４本指を直角にして、ひざのお皿の上に親指を、お皿の外側に人さし指を当てます。そのまま指を足に沿わせたとき、中指の先が当たるのが足三里というツボで、Ｃゾーンの出発点です。骨のへりではなく筋肉の上で、押すと響く痛みがあります。写真のように、ひざ下をつかむ感じで両手の親指をつけて押しましょう。

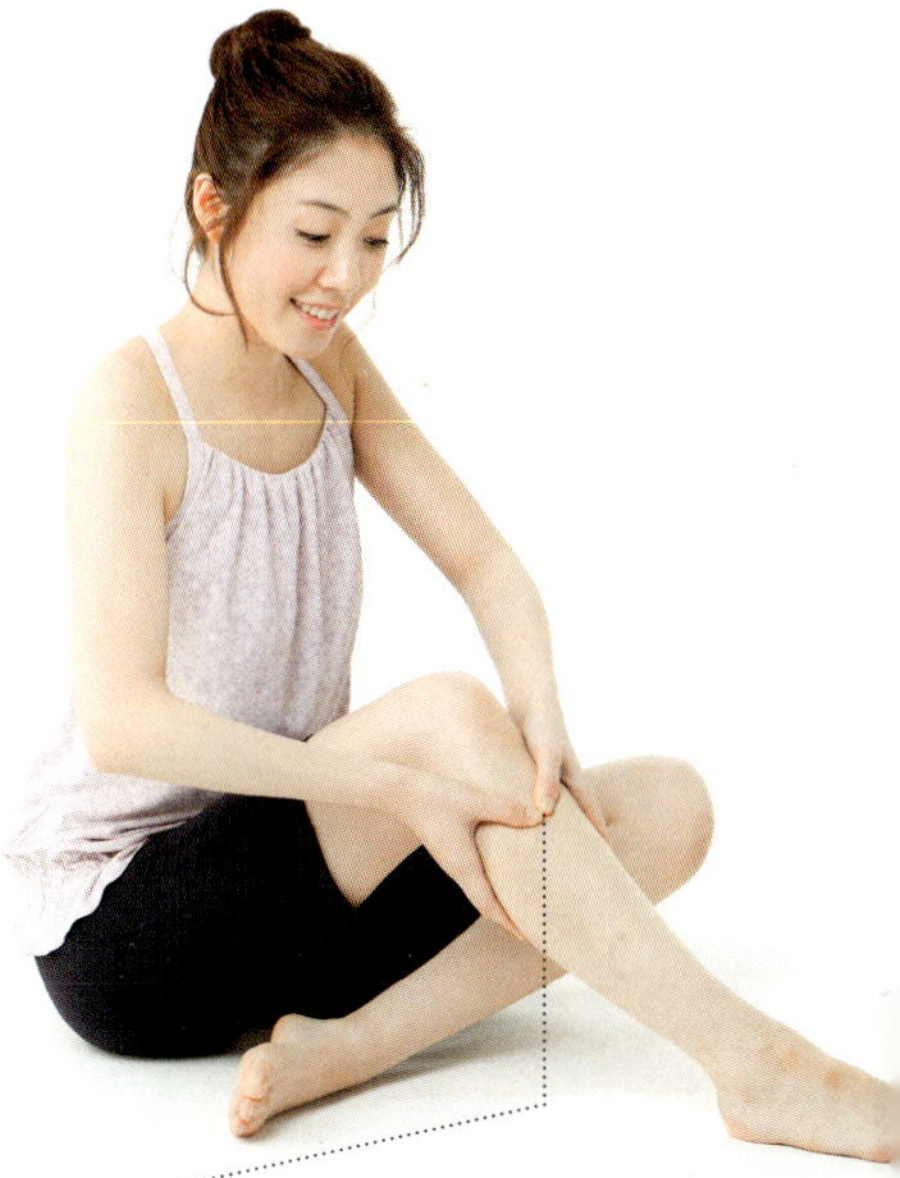

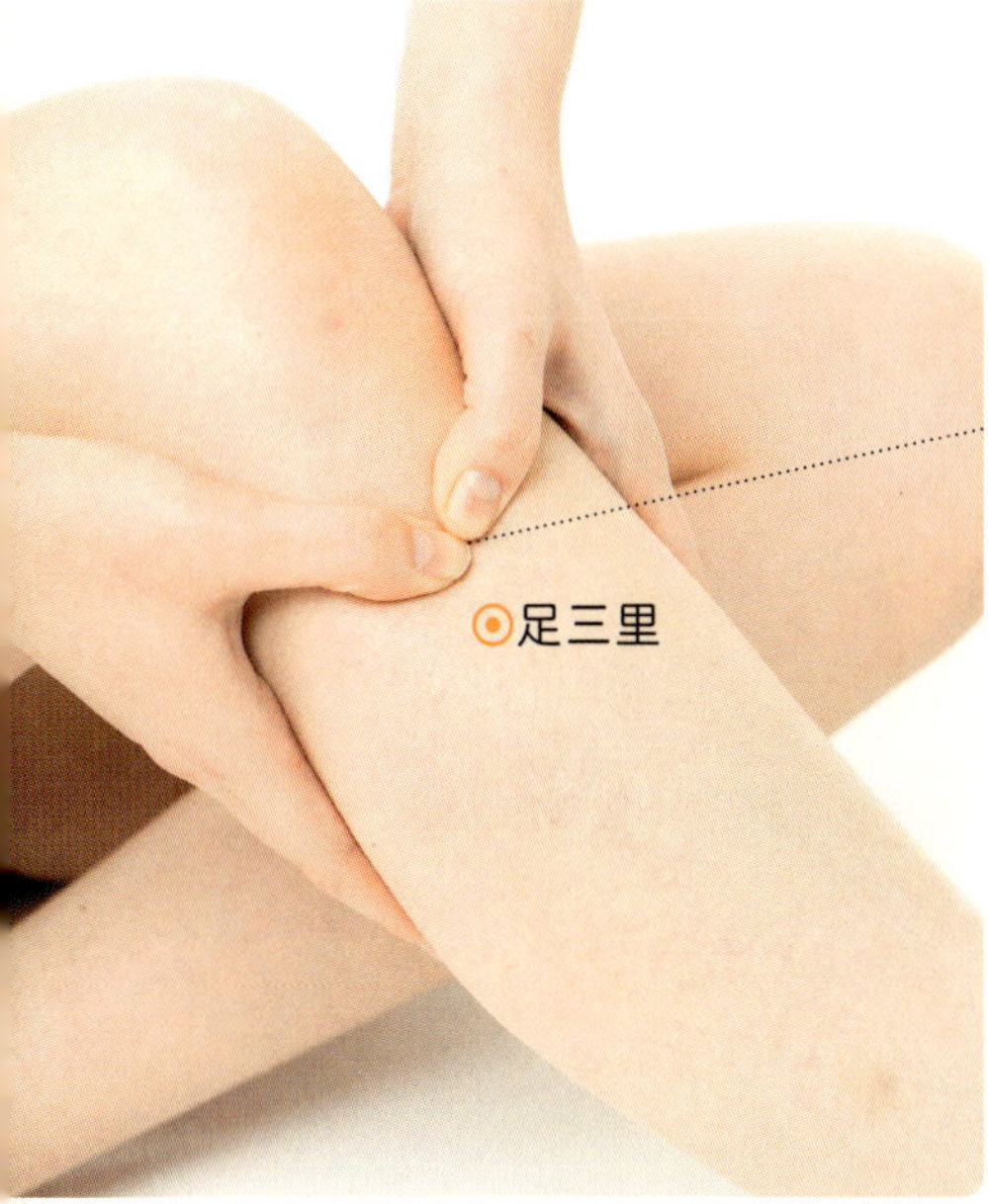


## ひざ下からふくらはぎの外側に沿って刺激

足三里からふくらはぎの外側を通り、足首までをやさしく押していきます。

足三里《あしさんり》からすね外側の太い筋肉上を、両手の親指を使って少しずつ指を移動させながら足首に向かって下っていきましょう。すねの上下中央のあたりでゆるやかに前に行き、最後は足首前面中央のくぼんだところでおわります。

**診断**
痛みやしこりがあったら……

胃痛、胃もたれ、食欲不振、腹部膨満感などの胃腸トラブルのほか、歯痛、鼻血、顔面神経マヒといった顔の症状、ひざ痛、ひざの腫《は》れなどがすでにあるか、それらを起こす可能性があります。

Fukurahagi-Power

# Cゾーン マッサージ

# 消化を促し、内臓の働きを活性化。ひざ痛もやわらげる

## マッサージのポイント

1 最初に皮膚を上下に引っ張っておく
2 つま先を上げ下げしながら行う
3 Cゾーンにある特効ツボ・足三里、豊隆のツボを重点的に
4 最後に解谿のツボはグルグルと小さい円を描くように

マッサージテクニック

①上下に縮め伸ばし

②押しながら下方向へ

③押しながら下方向へ

④円を描くように押しもみ

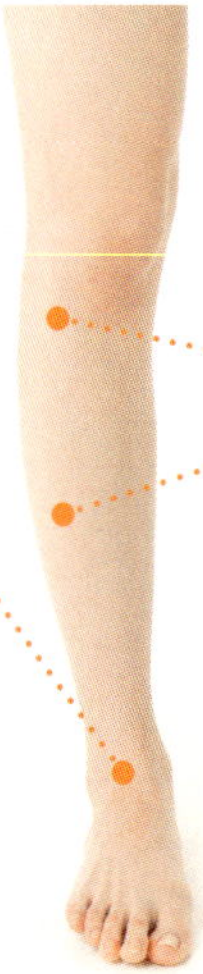

解谿《かいけい》

足首前面の中央ですじに触れるへこみがあるところにあるツボ

足三里《あしさんり》

豊隆《ほうりゅう》

外くるぶしとひざ関節を結んだ線上の真ん中にあるツボ

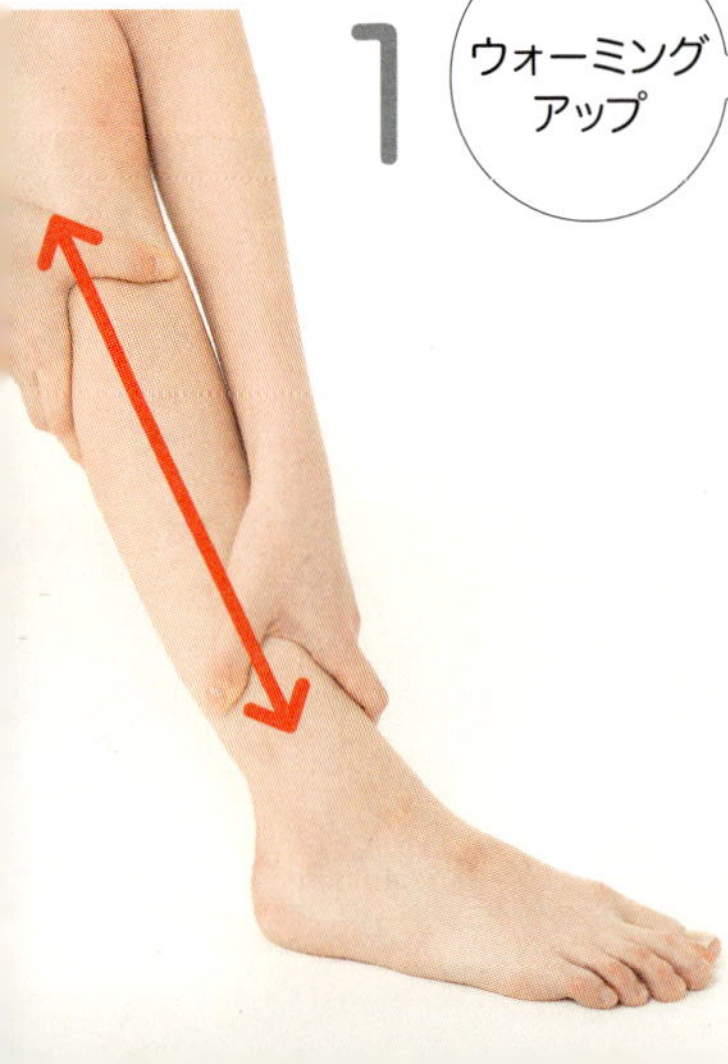

1 ウォーミングアップ

### 皮膚を上下に縮めて伸ばす

こわばりや痛みが強いとき、じんわりとほぐすのに効果的なのが、Cゾーンの「縮め伸ばしテクニック」。Cゾーンの上方と下方に、ふくらはぎを両手でつかみ、その両手を皮膚に密着させたまま、近づけ（＝縮め）たり、遠ざけ（＝伸ばし）たりします。縮めと伸ばしを交互に5回ほど行います。

**C**
**ゾーン**

## 2 つま先を上げ、ひざ頭から足首に向かってもみ下ろす

ふくらはぎを上からはさんでつかみ、両手の親指を足三里に当て、ゾーンに沿ってもみほぐします。このとき、かかとを床につけ、つま先を上げた状態で行います。

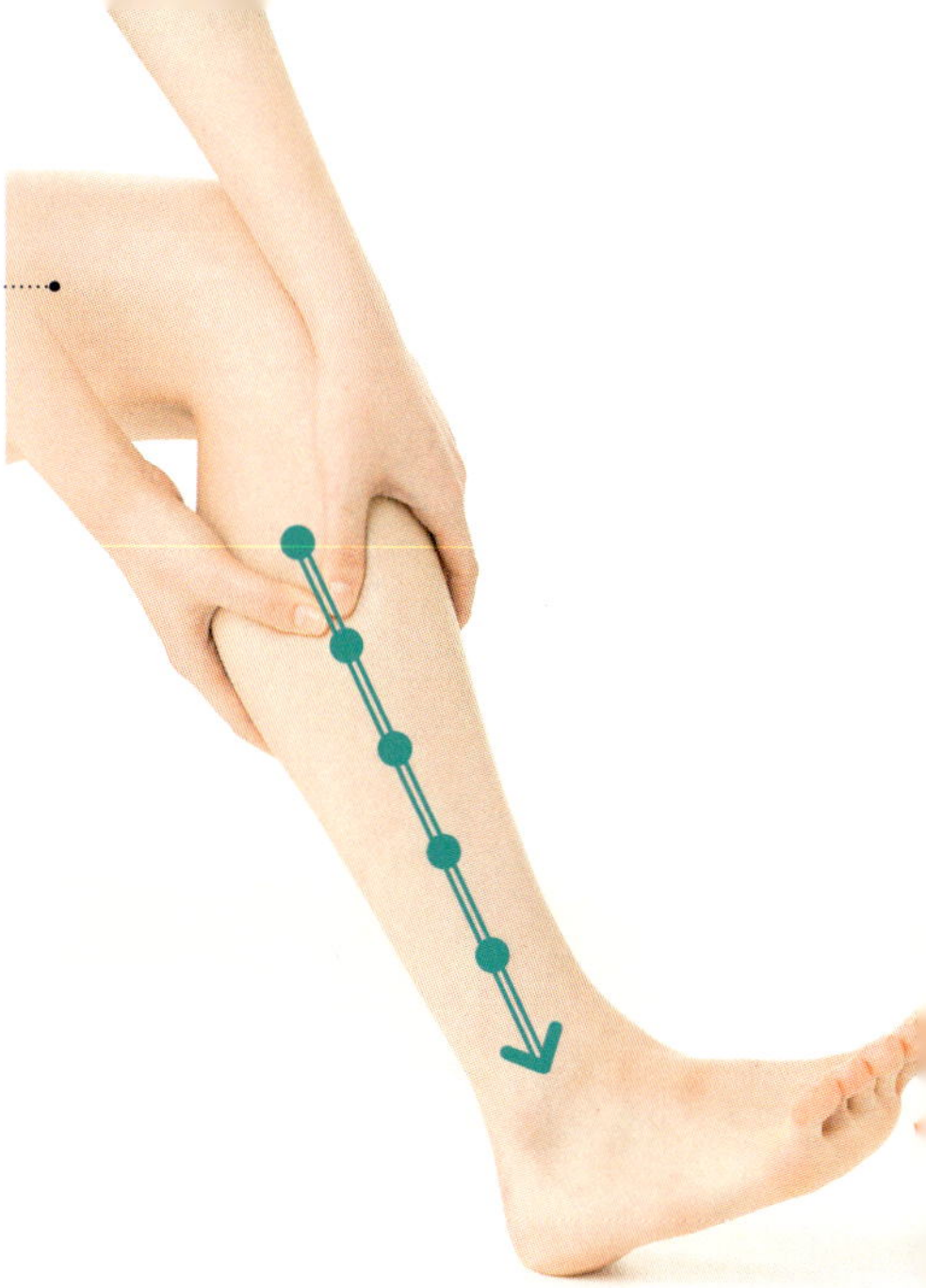

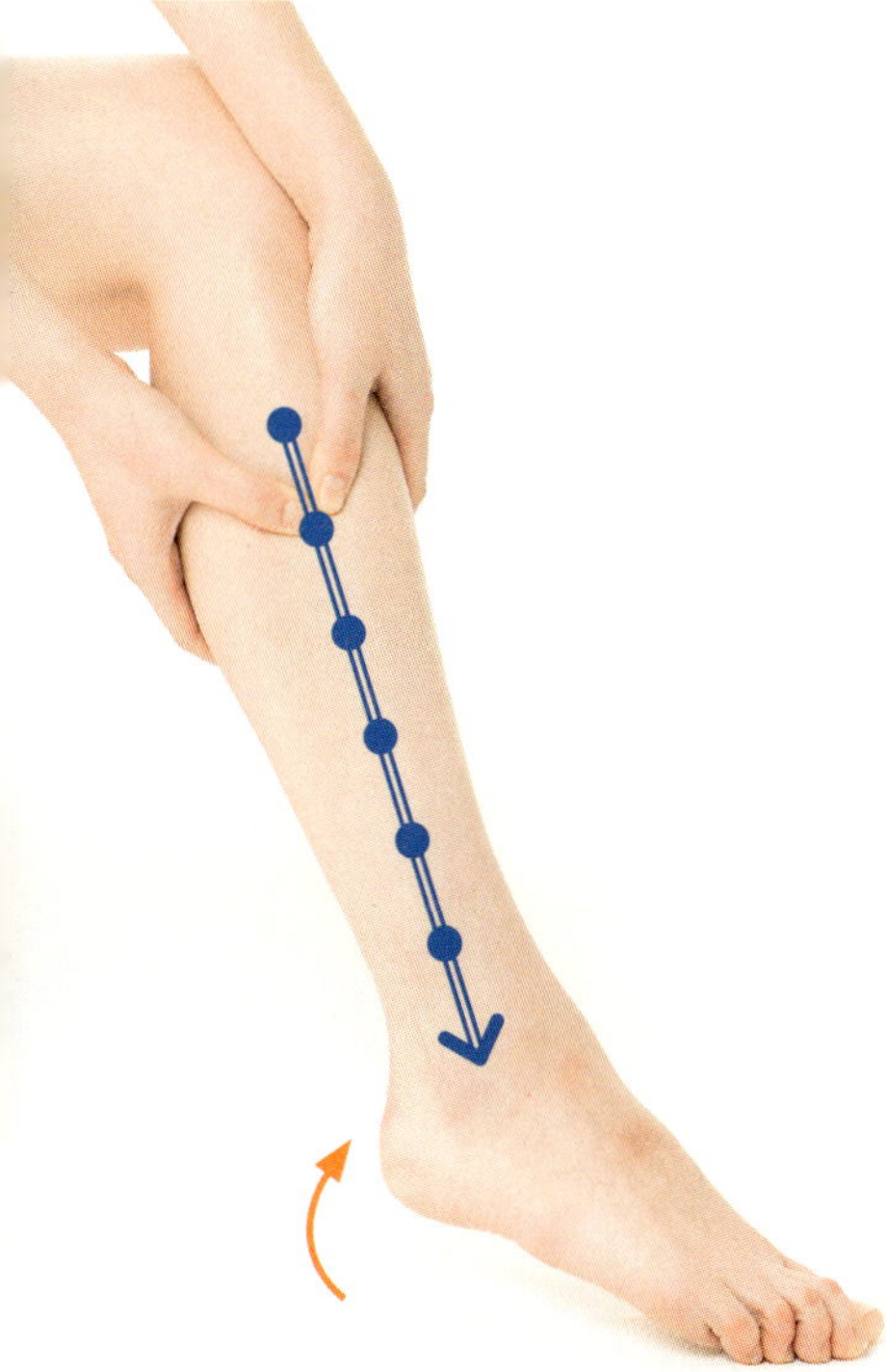

## 3 かかとを上げ、同様にもみ下ろす

次に、つま先を床につけ、かかとを上げた状態で同様に押しもみします。かかとの上げと下げを交互にくり返しながら、とくに強い痛み、しこり、こわばりなどを感じるところは重点的にマッサージしましょう。

## 4 足首の前面をグルグル渦巻き

片手で足首を持ち、親指を解谿のツボに当て、グルグルと円を描くようにに押しもみします。

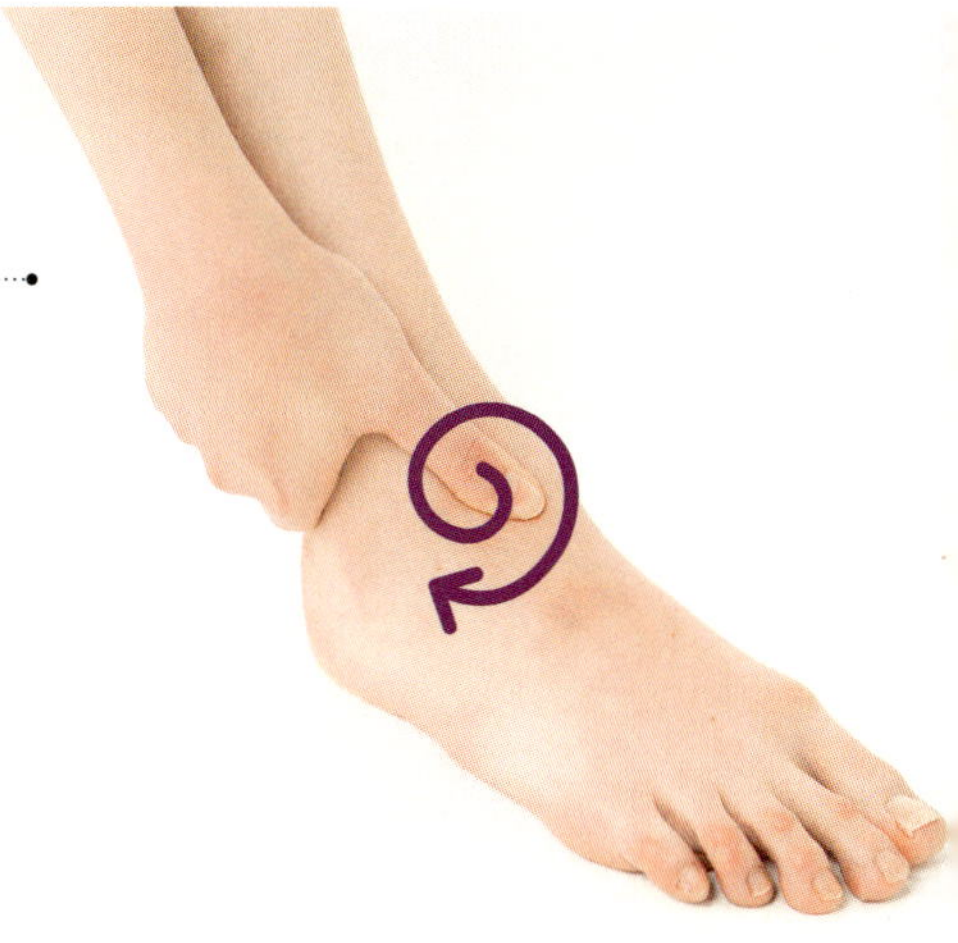

**D ゾーン マッサージ** ＜併せて行うと効果倍増！

Fukurahagi-Power

# D ゾーン チェック

## ふくらはぎの内側ゾーン。便秘やむくみ、だるさに関わる

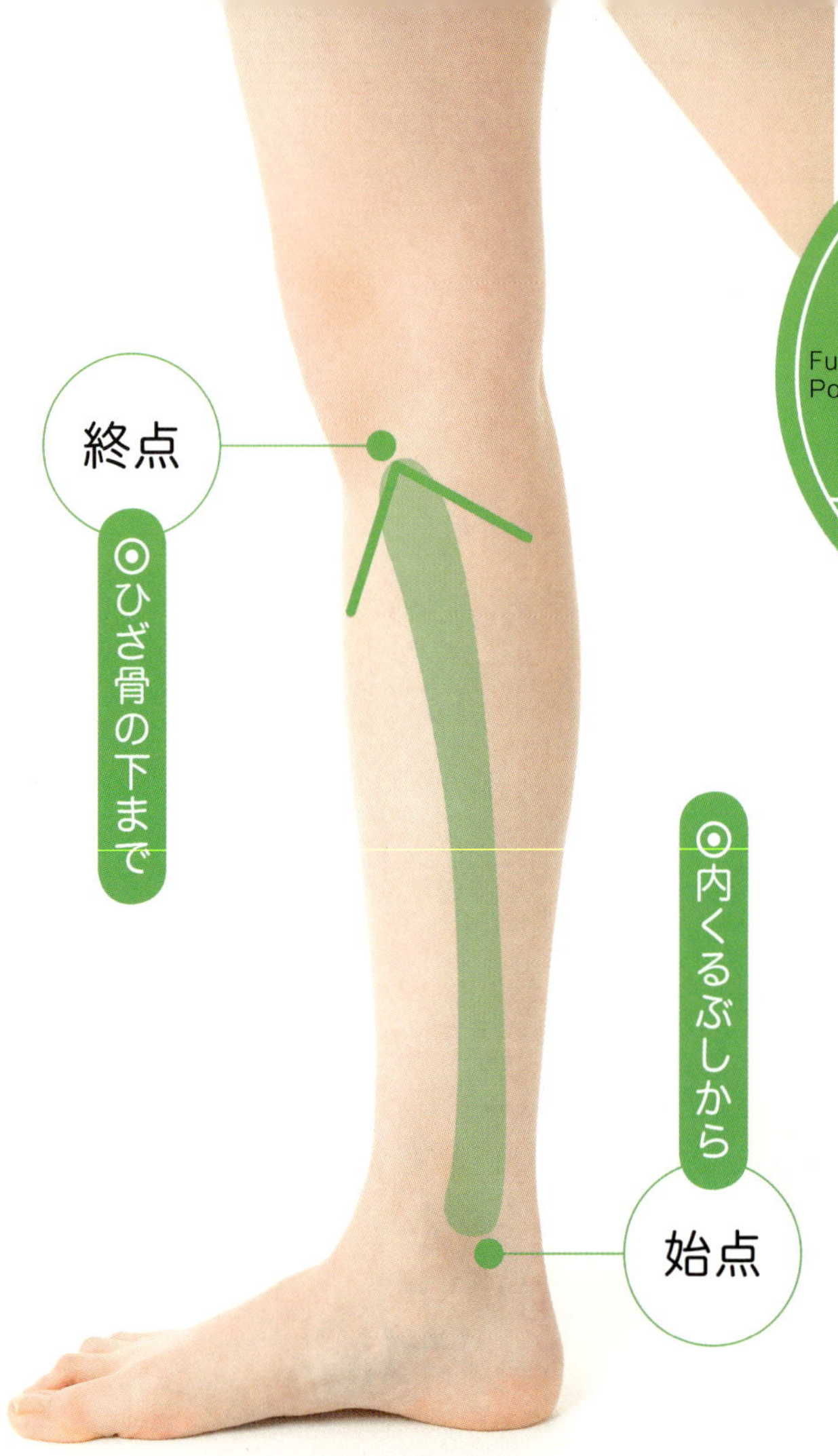


### Dゾーン刺激でわかる不快症状

便秘や下痢、食欲不振など消化器系トラブルや、だるさなどが現れるゾーン。刺激するときはつらくない程度の強さで、やさしくもみほぐしましょう。

### ◎刺激のしかた

内くるぶしとつながるすねの太い骨のへりを、少しずつ指を移動させせながら押してい

## ●ココが始点！

内くるぶしの後ろへり（骨のでっぱりそのものの後ろ側）がDゾーンの出発点です。とくにツボはありませんが、押すと響く感覚があります。ここに、両手の親指を向かい合わせに当てて押します。

D
ゾーン

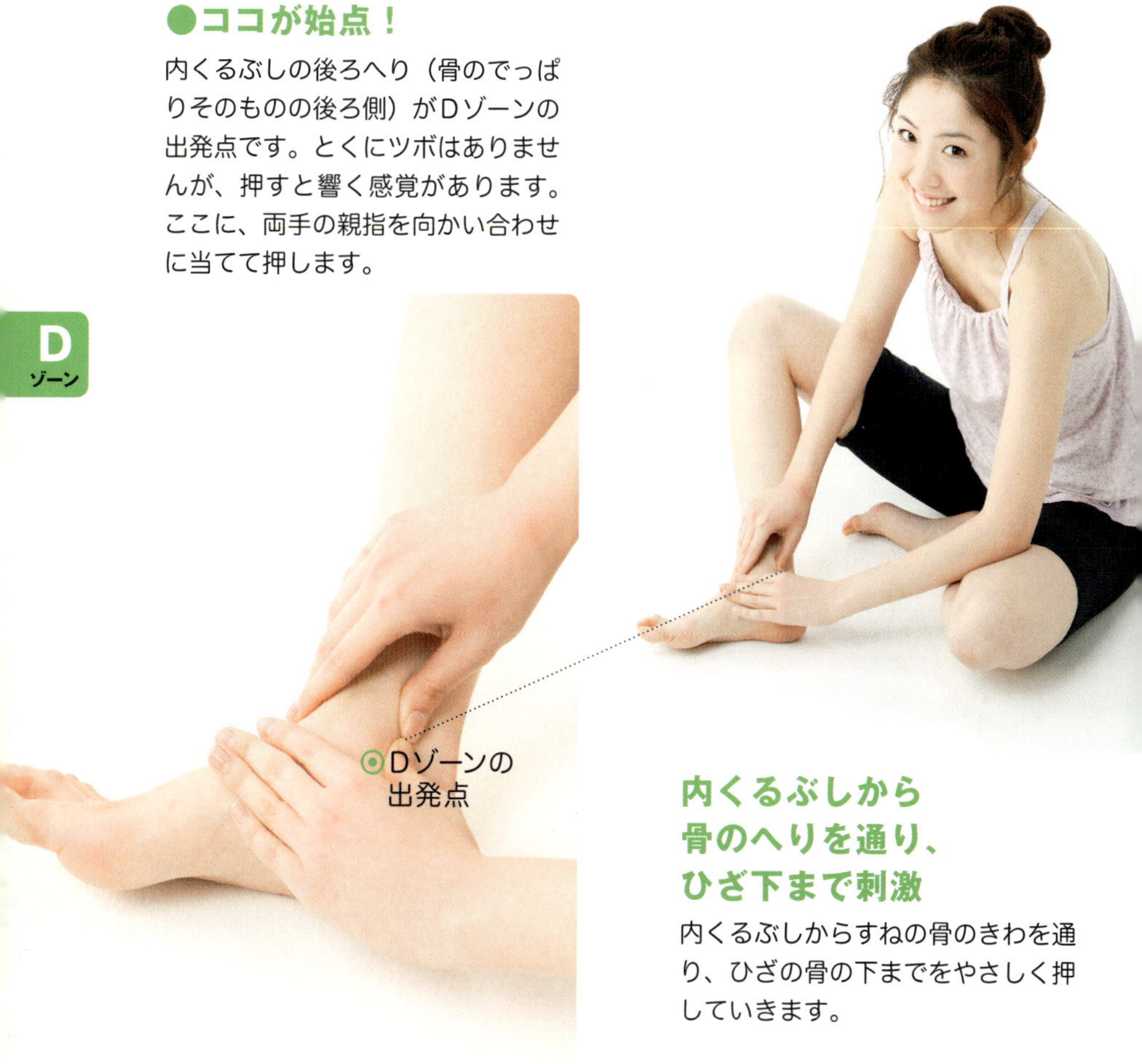


## 内くるぶしから骨のへりを通り、ひざ下まで刺激

内くるぶしからすねの骨のきわを通り、ひざの骨の下までをやさしく押していきます。

きます。骨を上から押すのではなく、骨のへりを手前から押し出すイメージで。最後は、そのまま骨のへりをたどって突き当たる、ひざの内側の骨の出っ張りのすぐ下でおわります。

**診断**

**痛みやしこりがあったら……**

便秘や下痢など消化器系トラブルのほか、全身のだるさ、むくみ、舌や唇の荒れ、打ち身で内出血（皮下出血）しやすいなどの症状があるか、その前兆と考えられます。そのほか胃腸トラブルや月経異常などの婦人科系トラブルの反応も現れます。

マッサージテクニック

①はさんでゆする

②押しながら上方向へ

③ツボ押し

④ツボ押し

## マッサージのポイント

❶ウォーミングアップで筋肉をゆすってほぐしておく
❷Dゾーンにある特効ツボ・陰陵泉、三陰交、地機を親指を使ってじっくり押しもみしながら
❸最後に足の親指のつけ根の太白のツボをじっくり押しもみする

Fukurahagi-Power

# Dゾーン マッサージ

## 便秘やむくみがスッキリ！ 体の重だるさも解消

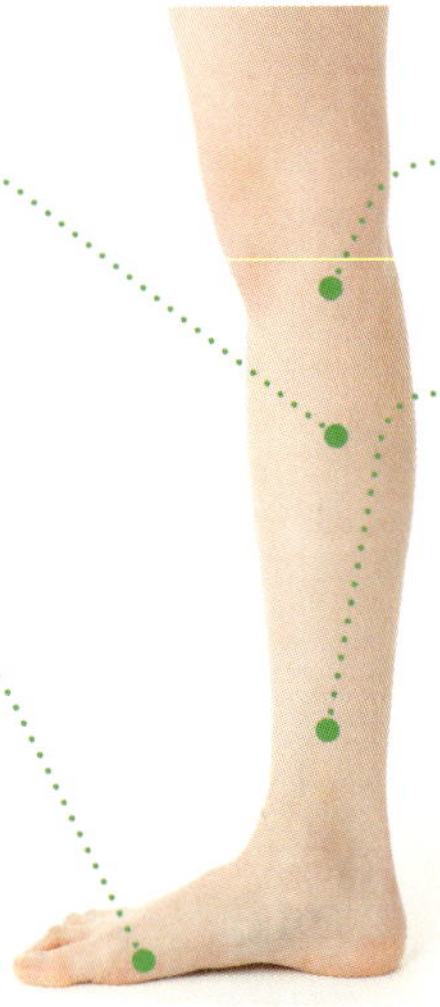

⊙地機《ちき》

陰陵泉から骨のへりに沿って指の幅４本分（人さし指～薬指をそろえた幅）ほど足首方向に行ったところにあるツボ

⊙太白《たいはく》

足の側面で、親指のつけ根のふくらみのすぐ後ろにあるへこみ。Cゾーンのもととなる脾経につながるツボ。併せて刺激すると効果的

⊙陰陵泉《いんりょうせん》

ひざ内側の骨のでっぱりのすぐ下にあるツボ

⊙三陰交《さんいんこう》

内くるぶしの最もでっぱったところからDゾーンに沿って指の幅４本分（人差し指～小指をそろえた幅）ほどひざ方向に行ったところにあるツボ

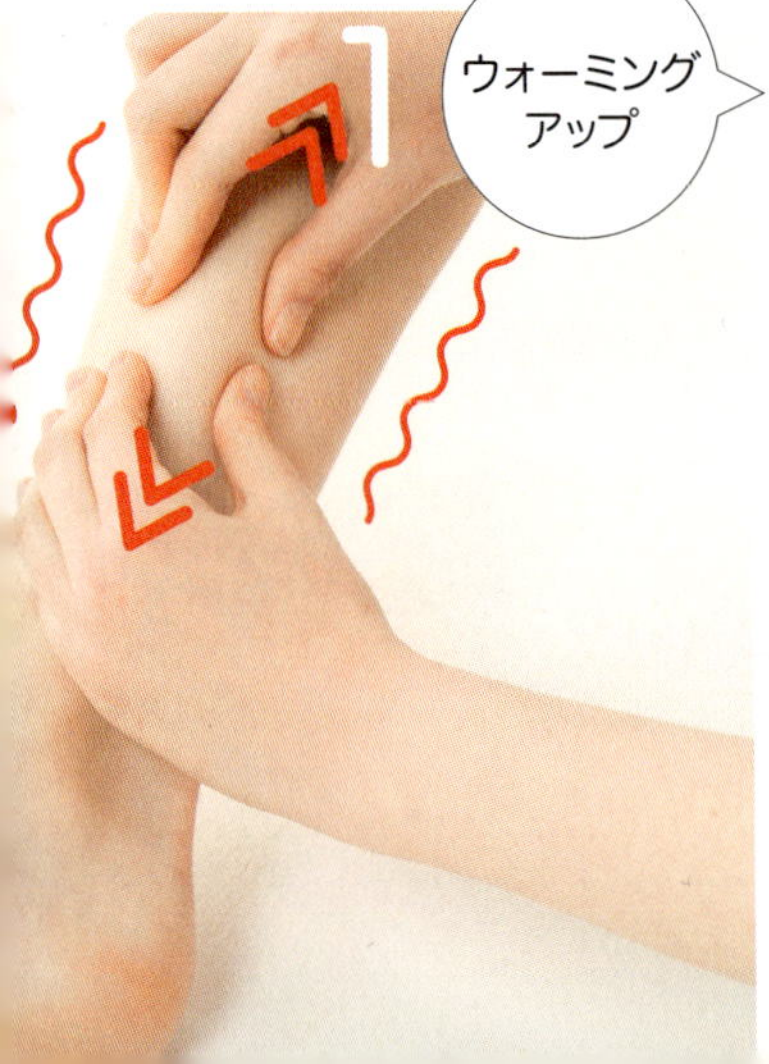


ウォーミングアップ

### 筋肉をはさんで小刻みにゆする

ふくらはぎを両手で左右からやさしく持ち上げる感じでつまみます。ふくらはぎの肉が、指の間に指２本分くらいはさまるイメージで。そのまま、小刻みにプルプルと気持ちよくゆすります。足首からひざの横まで少しずつ指を移動させながら同様にくり返しましょう。

# 2 内くるぶしから内側に沿ってもみ上げる

両手の親指を内くるぶしの後ろへりに当て、骨のへりに指を押し込むようにしながらもみ上げていきましょう。

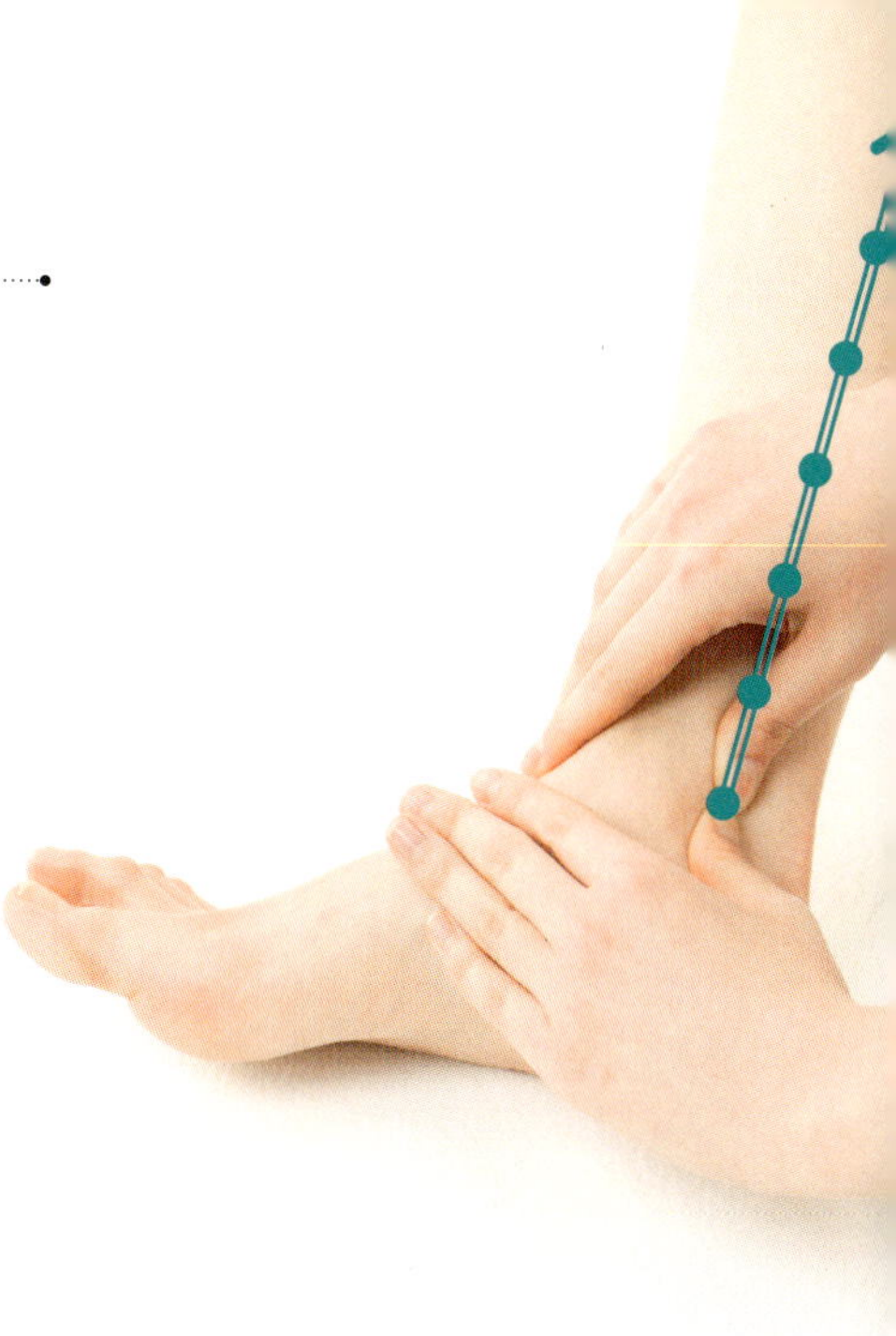

D
ゾーン

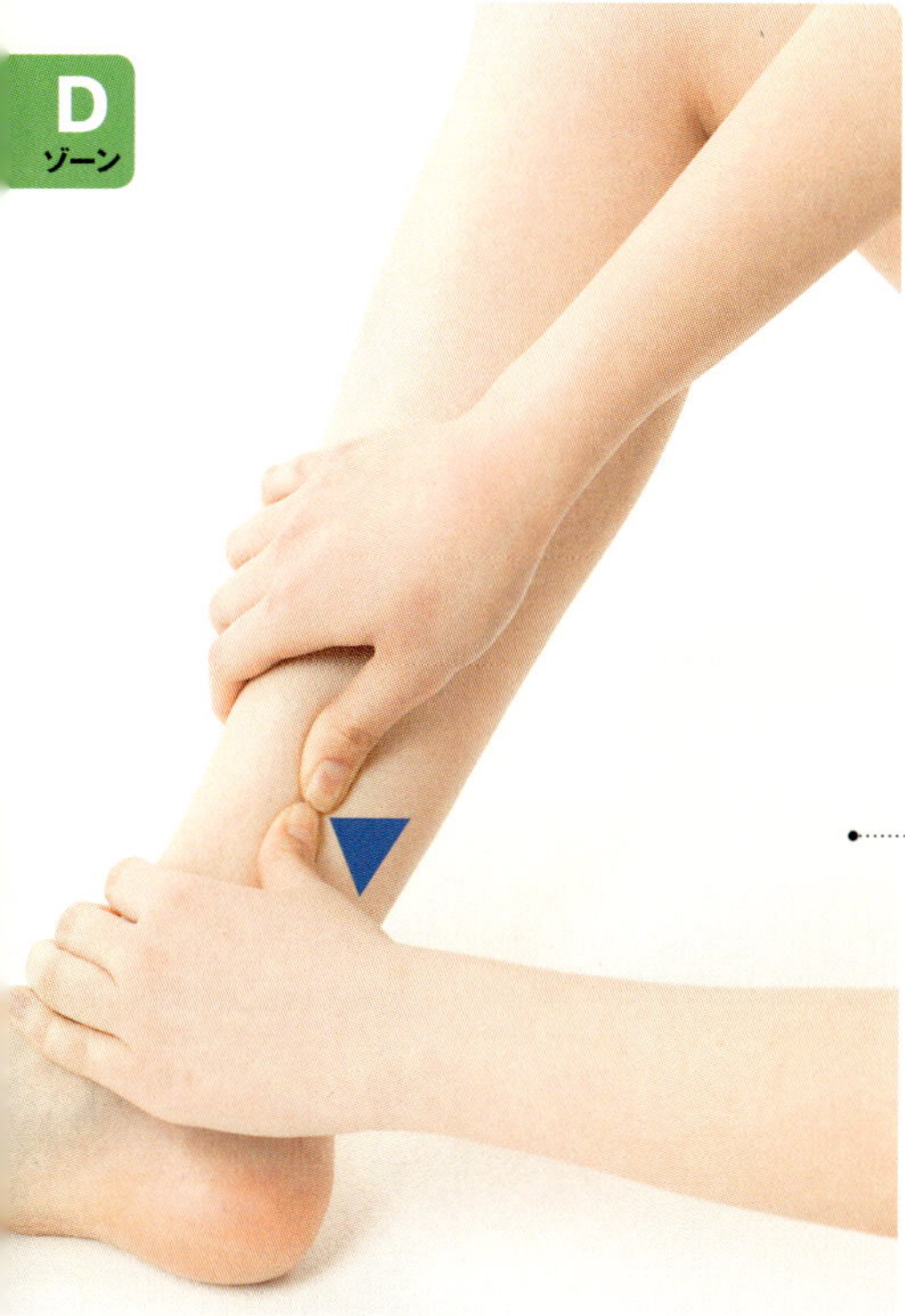

# 3 特効ツボを意識して押しもみする

女性の症状に有効な三陰交、消化不良に有効な地機、むくみやひざ痛をやわらげる陰陵泉を意識して、重点的に押しながらもみ上げます。

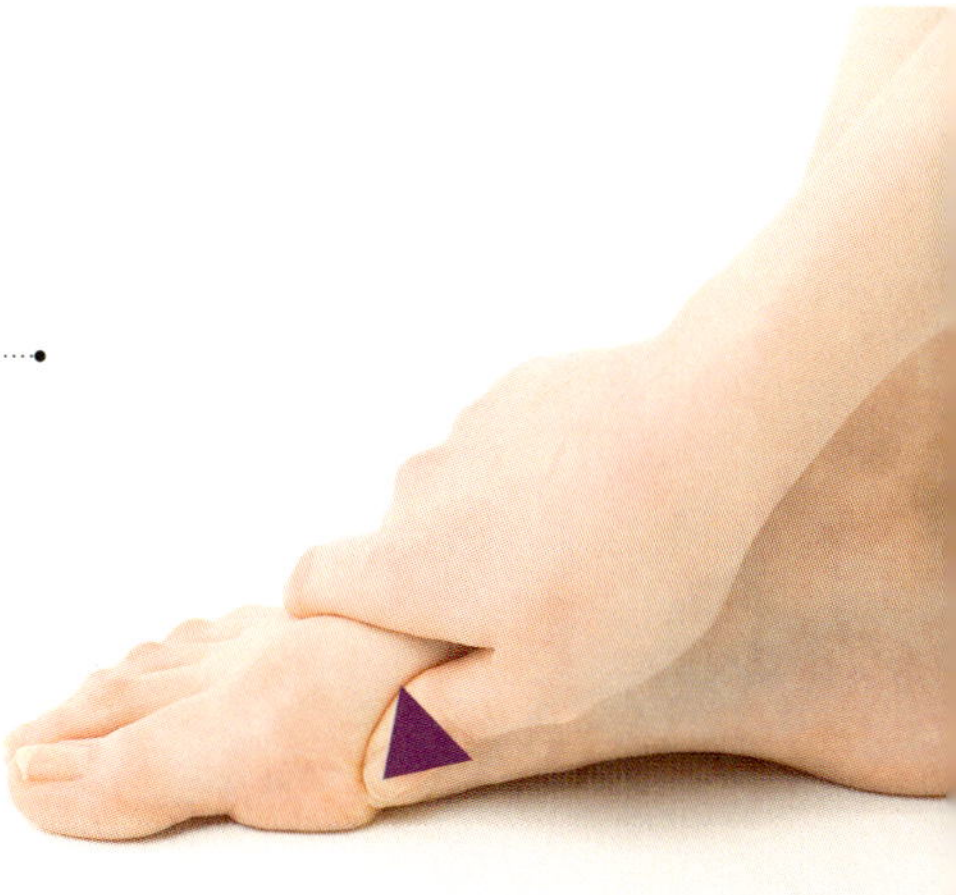

# 4 足の親指のつけ根もしっかり刺激

上から足をつかんで親指をつけ、足の親指のつけ根にある太白のツボをグイグイと指を押し込むようにして刺激しましょう。

C ゾーン マッサージ
併せて行うと効果倍増！

Fukurahagi-Power

# E ゾーン チェック

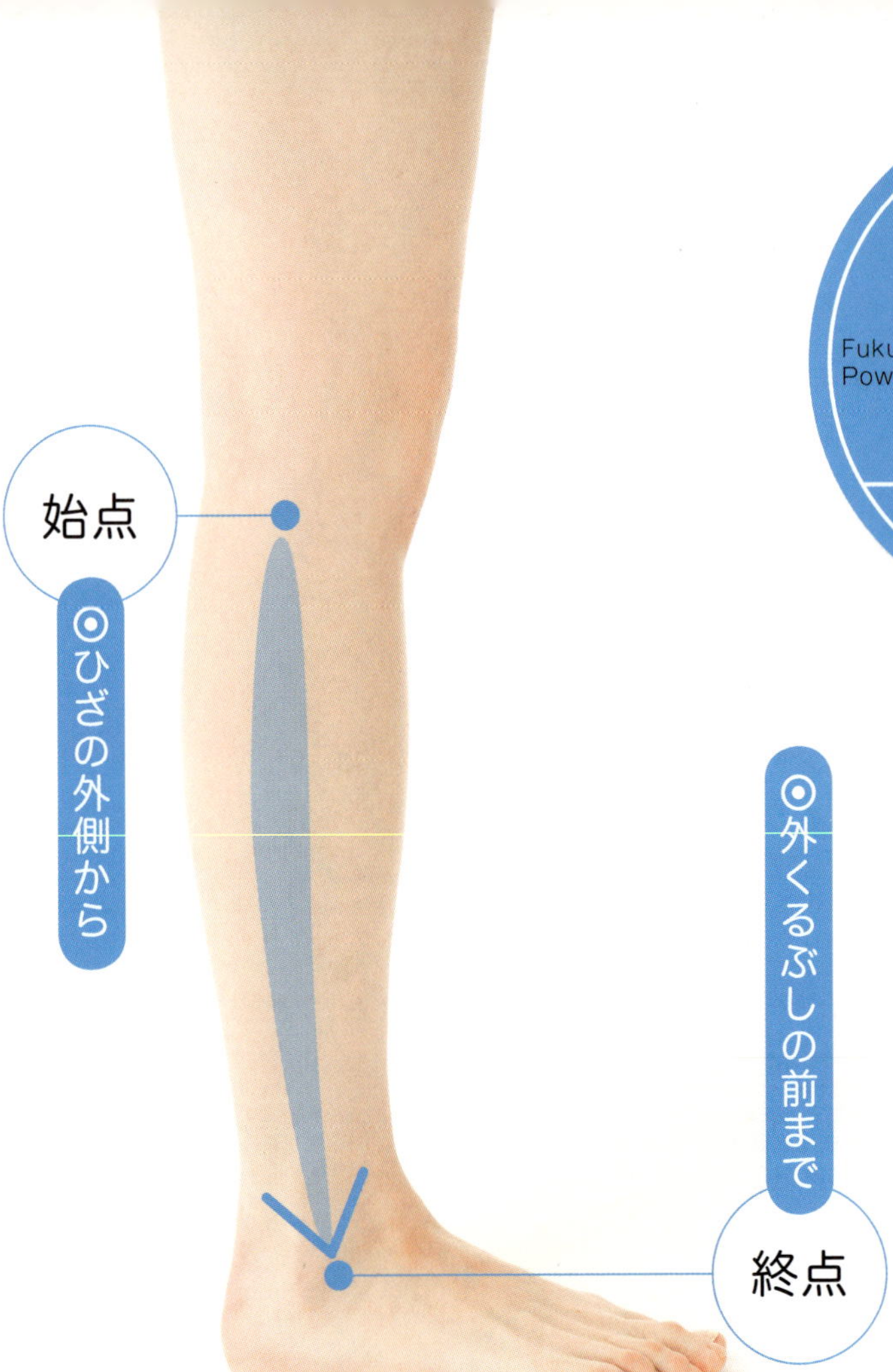


## ふくらはぎの外側の骨のきわ。アレルギーや頭痛トラブルに関わる

### Eゾーン刺激でわかる不快症状

Bゾーンの隣に位置し、Bゾーンが筋肉上なのに対し、Eゾーンは骨のへりになります。その違いを意識して押すといいでしょう。アレルギーや低血圧、頭痛があると反応しやすいゾーン。決断力や行動力なども反映するので、このゾーンに異常があるときは優柔不断になりやすい危険信号かも。

## ●ココが始点！

ひざの外側真横にある骨のでっぱり（ひざのお皿のすぐ下）の下へりの前よりにあるへこみが出発点です。ここには陽陵泉というツボがあり、押すと響く感じがあります。ここに、写真のように両手の親指を当て、ほかの指で足をつかむようにして押します。

E
ゾーン

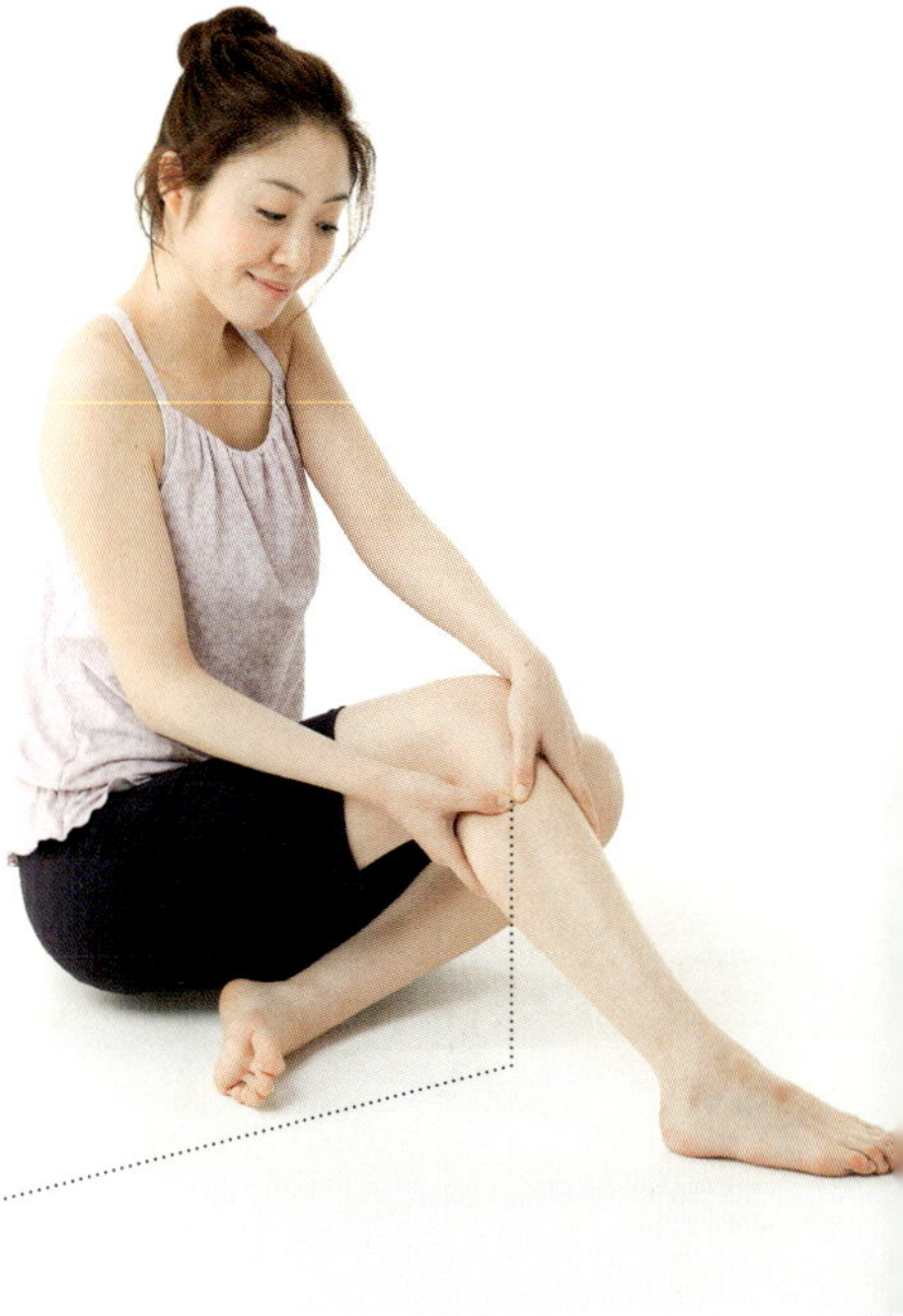

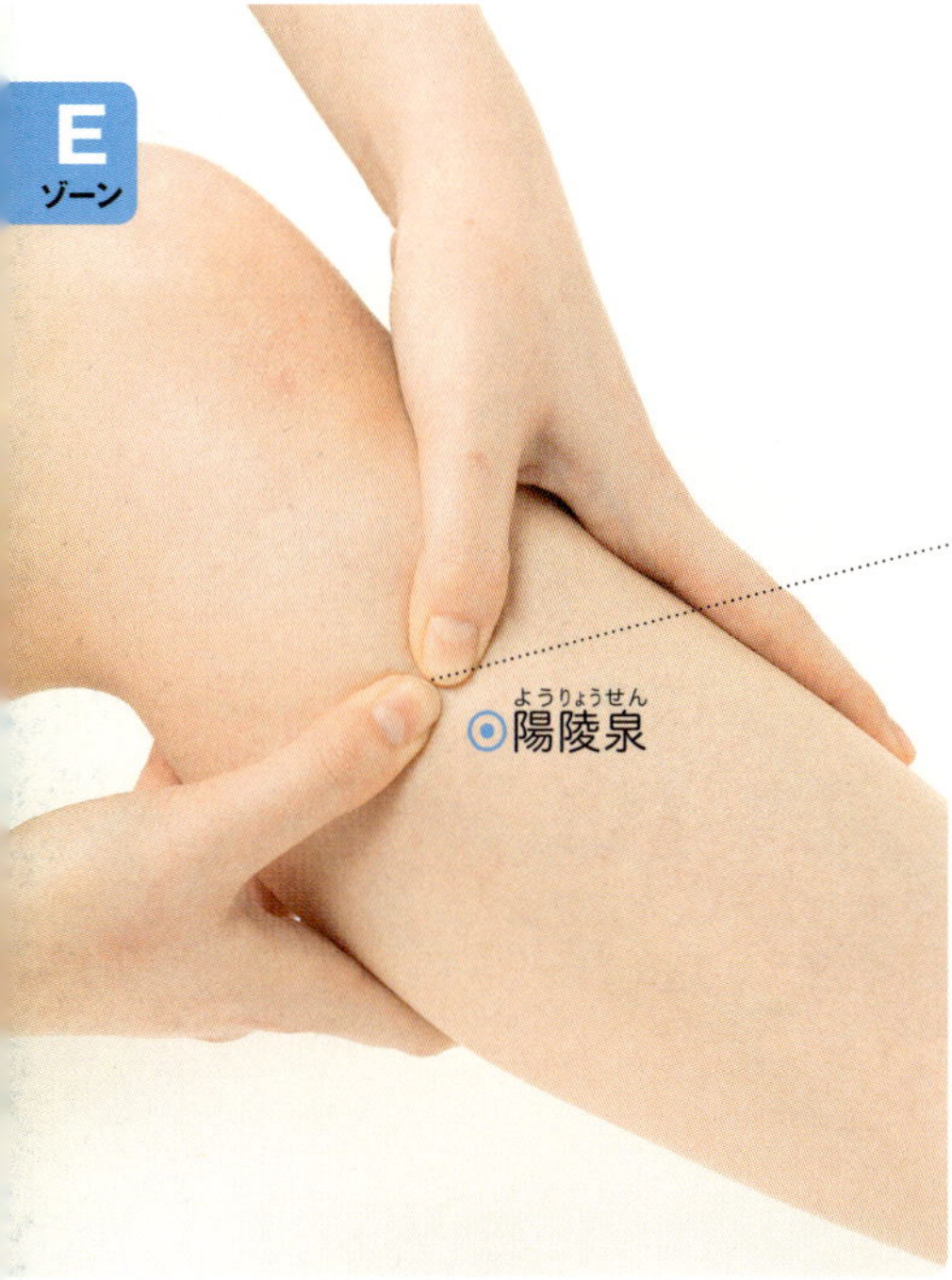


## ひざの外側から骨のへりを通り、外くるぶしを刺激

陽陵泉からすねの骨のへりを通り、外くるぶしまでをやさしく押していきます。

### ◉刺激のしかた

陽陵泉《ようりょうせん》から、すねの外側の骨の前へりをたどって足首のほうへ下りていきます。両手の親指を、少しずつずらしながら押していきましょう。最後は、外くるぶしの上でおわります。

### 診断

痛みやしこりがあったら……

アレルギー性の病気や頭痛、低血圧、坐骨神経痛《ざこつしんけいつう》、肋《ろっ》間《かん》神経痛、胆石、胆嚢炎《たんのうえん》などがあるか、それらの前兆があると考えられます。決断力や行動力が低下したときも、このゾーンに反応が現れます。

マッサージ
テクニック

①ねじる

②押しながら下方向へ

③円を描くように押しもみ

④上下にちぢめ伸ばし

## マッサージのポイント

1. 耳の上を軽く刺激してウォーミングアップ
2. Dゾーンの特効ツボ・陽陵泉、絶骨を親指を使ってじっくり押しもみながら
3. 丘墟のツボはグルグルと小さい円を描きながら
4. 最後に足の薬指をつまみもみする

Fukurahagi-Power

# E ゾーン マッサージ

# 花粉症などのアレルギーを改善して 血圧安定。頭痛も軽快

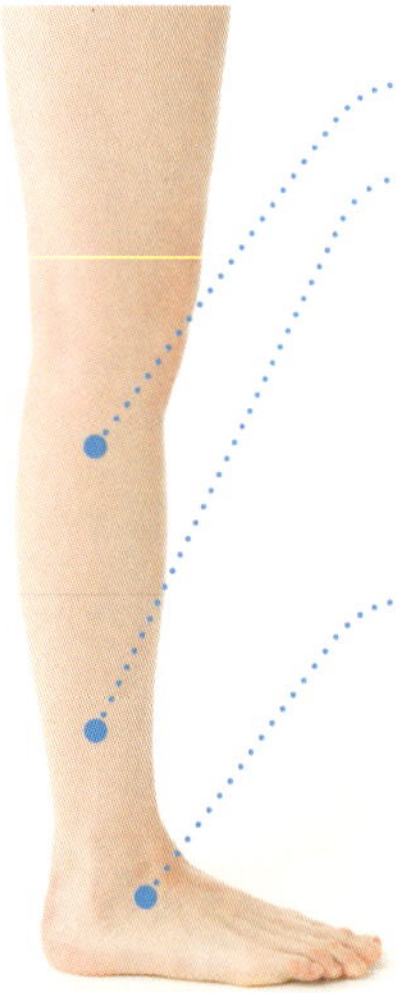

◉陽陵泉《ようりょうせん》

◉絶骨《ぜっこつ》

外くるぶしから骨の前へりに沿って、指の幅4本分（人差し指〜小指をそろえた幅）のところにあるツボ

◉丘墟《きゅうきょ》

外くるぶしのすぐ前の下寄りで、足先を伸ばして内側に反らせるとへこむところにあるツボ

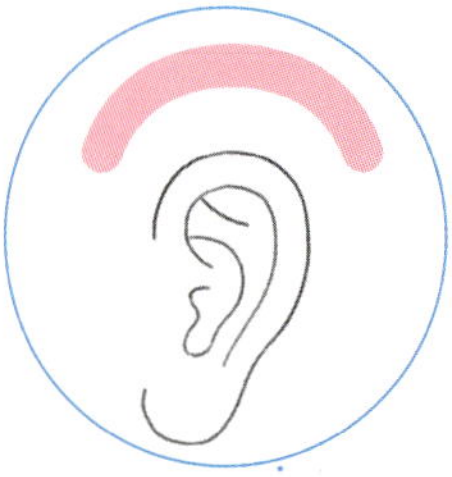

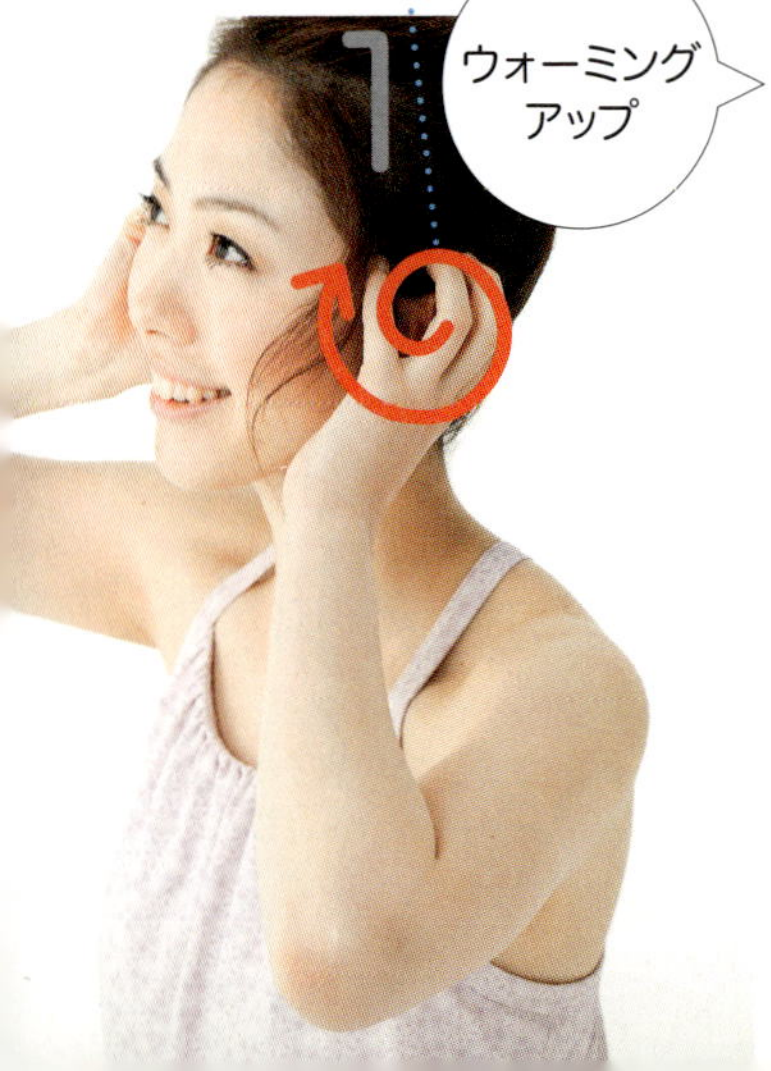


## 耳の上からの遠隔刺激がふくらはぎに届く！

Eゾーンのもとになっている胆経《たんけい》という経絡は、腰から肋骨《ろっこつ》、肩を通って耳の上をアーチ状に行き来し、頭部に達しています。最初に耳の上を刺激しておくとEゾーンの流れもよくなります。両手を熊手形にして4本の指の先を耳の上に当て、当てた指はずらさずに、グルグルと小さな円を描くように押しもみすると、頭もスッキリ！

E
ゾーン

## 2 ひざ下から外くるぶしに向かってマッサージ

両手の親指をくっつけながらふくらはぎをつかみ、ひざ下から足首あたりまでを力を込めてもみ下ろします。ひざの外側にある陽陵泉と絶骨のツボを意識しながら刺激しましょう。

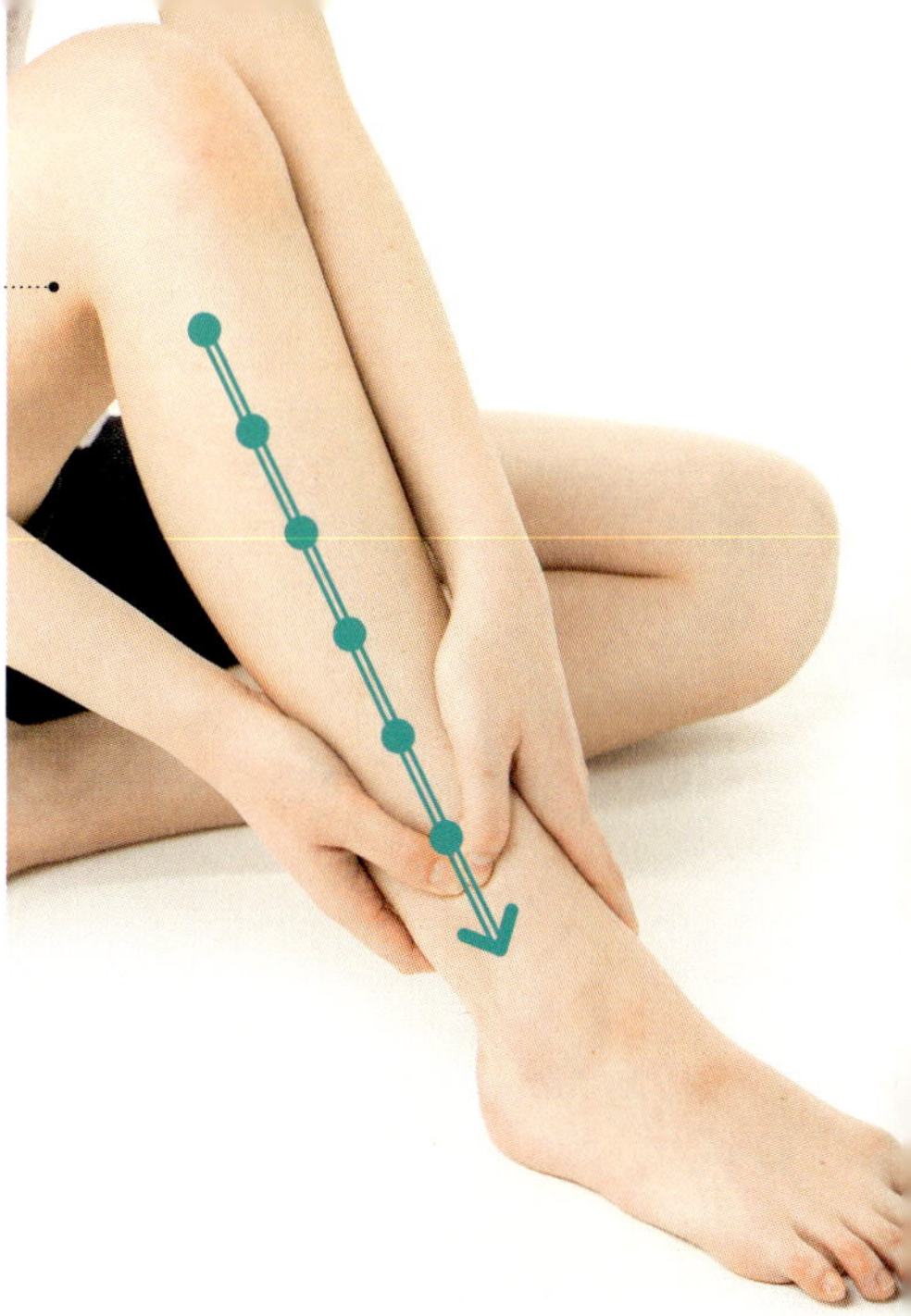

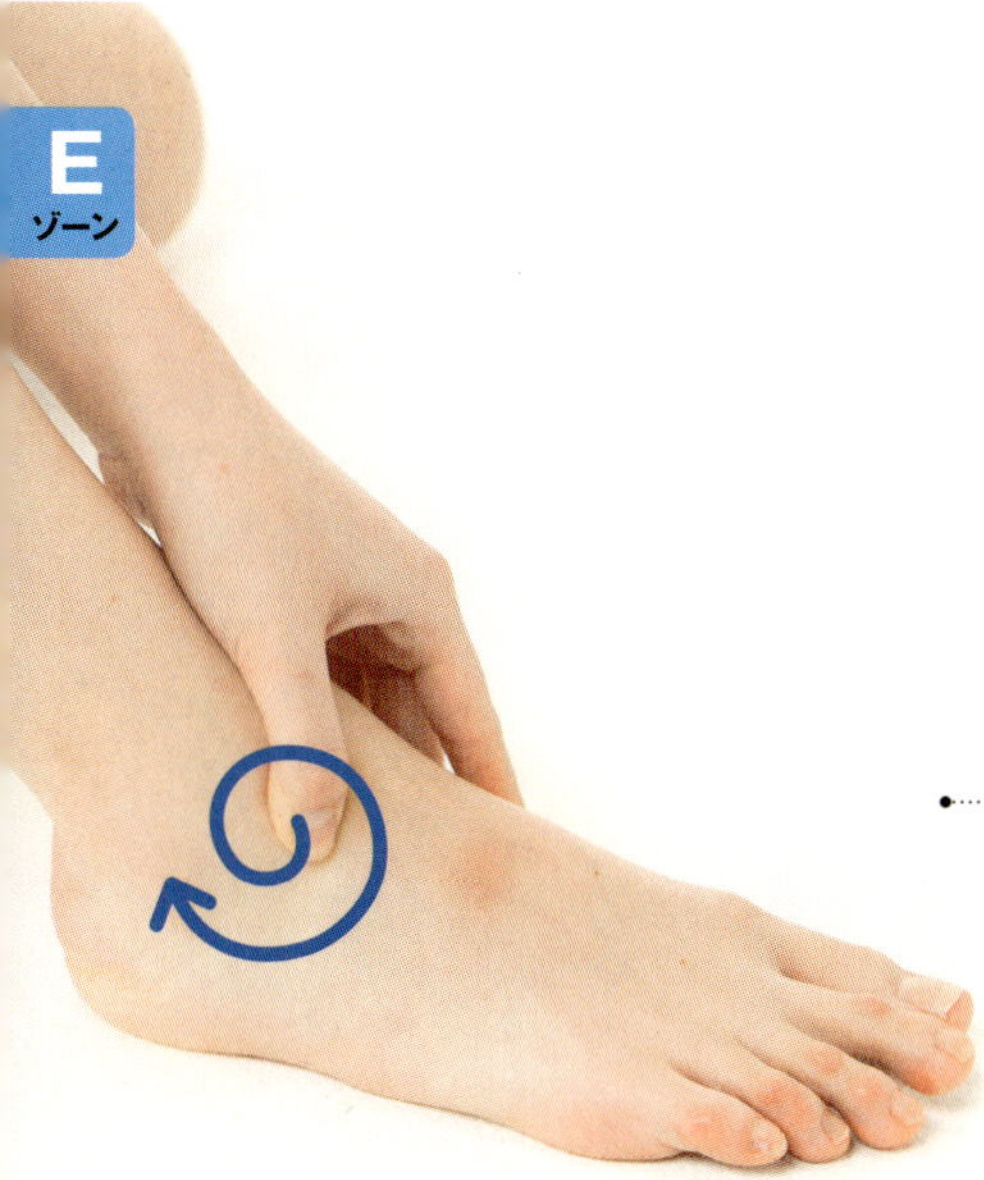

## 3 外くるぶしのすぐ前をグルグルと押しもみする

片手で足首をつかむように持ち、親指を丘墟のツボに押し当て、グルグルと円を描くように押しもみします。

## 4 仕上げに足の薬指をつまみもみ

足の薬指（第４指）をつまみ、つけ根から指先に向けて小刻みにもみながら刺激します。簡単ですが、Eゾーンの流れをぐんとよくしてくれます。

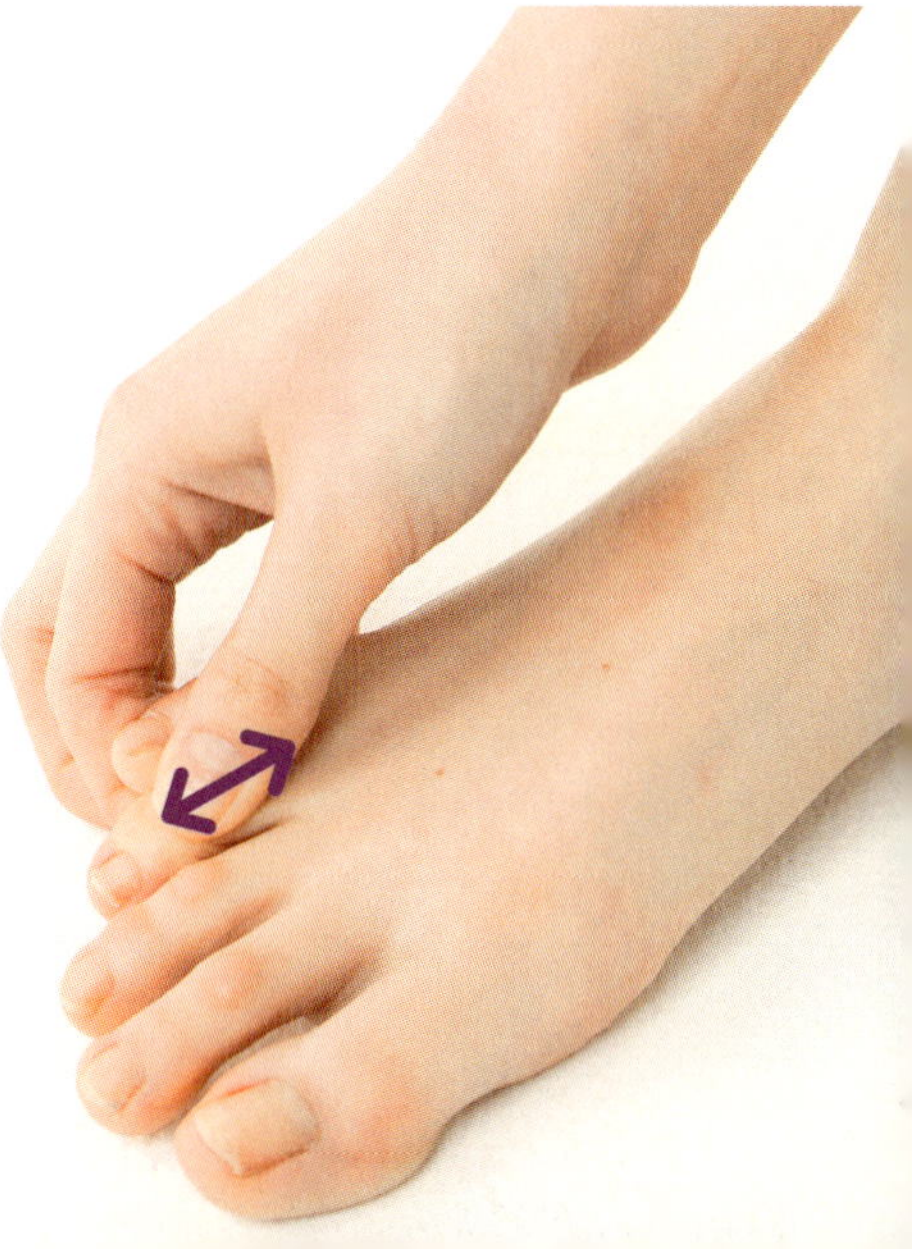

F ゾーン マッサージ ＜併せて行うと効果倍増！

## F ゾーン チェック

Fukurahagi-Power

# 内すねの骨の上。眼精疲労、ストレス、月経トラブルに関わる

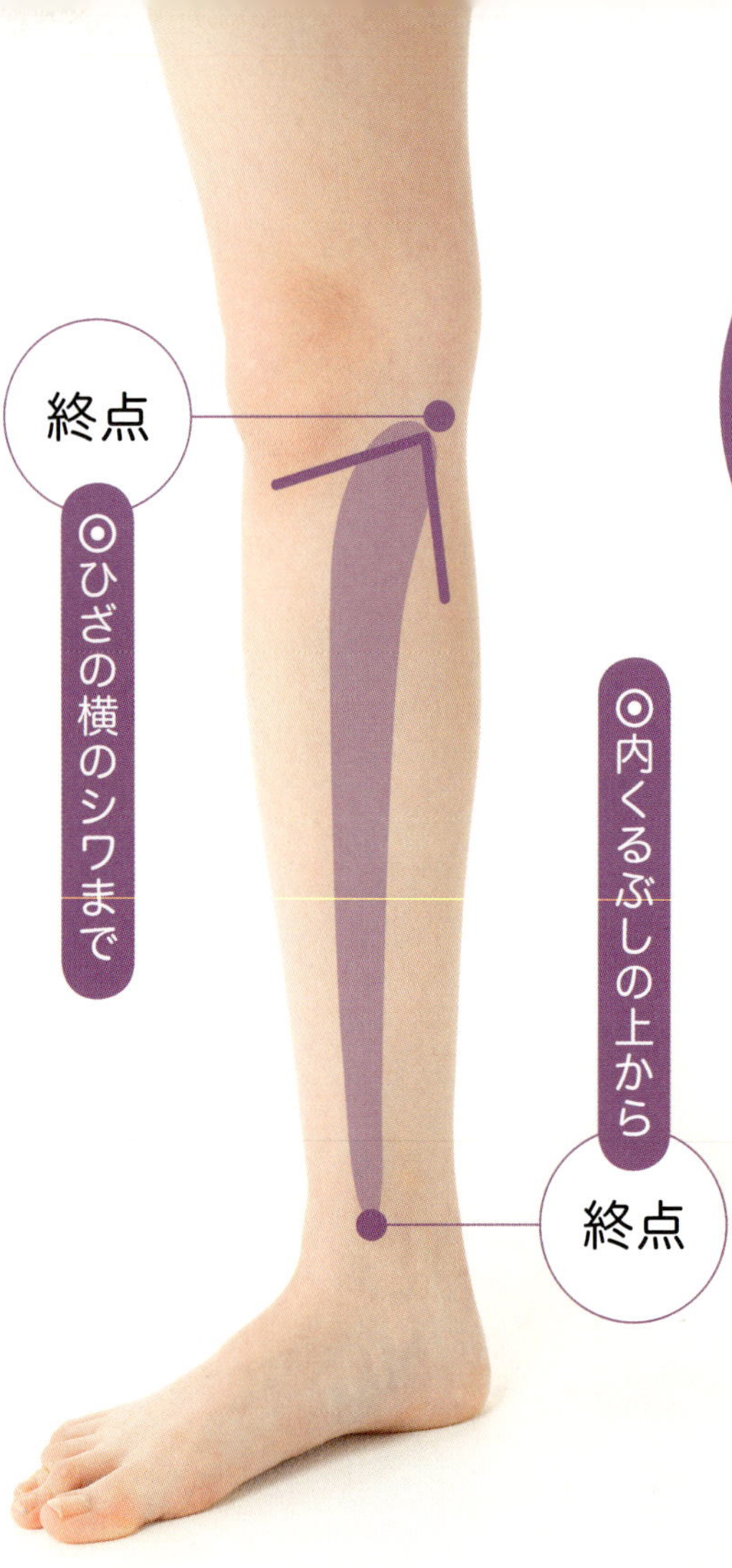


### Fゾーン刺激でわかる不快症状

疲れ目やドライアイなど目のトラブルのほか、不眠、イライラ、うつ傾向などストレスからくるメンタル面も反映されます。さらに、女性の貧血や月経トラブルなども現れやすいゾーンです。骨の上なのでやさしく押し、ほかとは違う痛みがないか、しこりなどがないかをチェックしましょう。

◎刺激のしかた

## ●ココが始点！

Fゾーンの出発点は、内くるぶしのやや上あたりです。とくにツボはありませんが、押すと強く響く感じがあります。ここに両手の親指を当て、ほかの指で足をつかむようにしながら押しもみします。

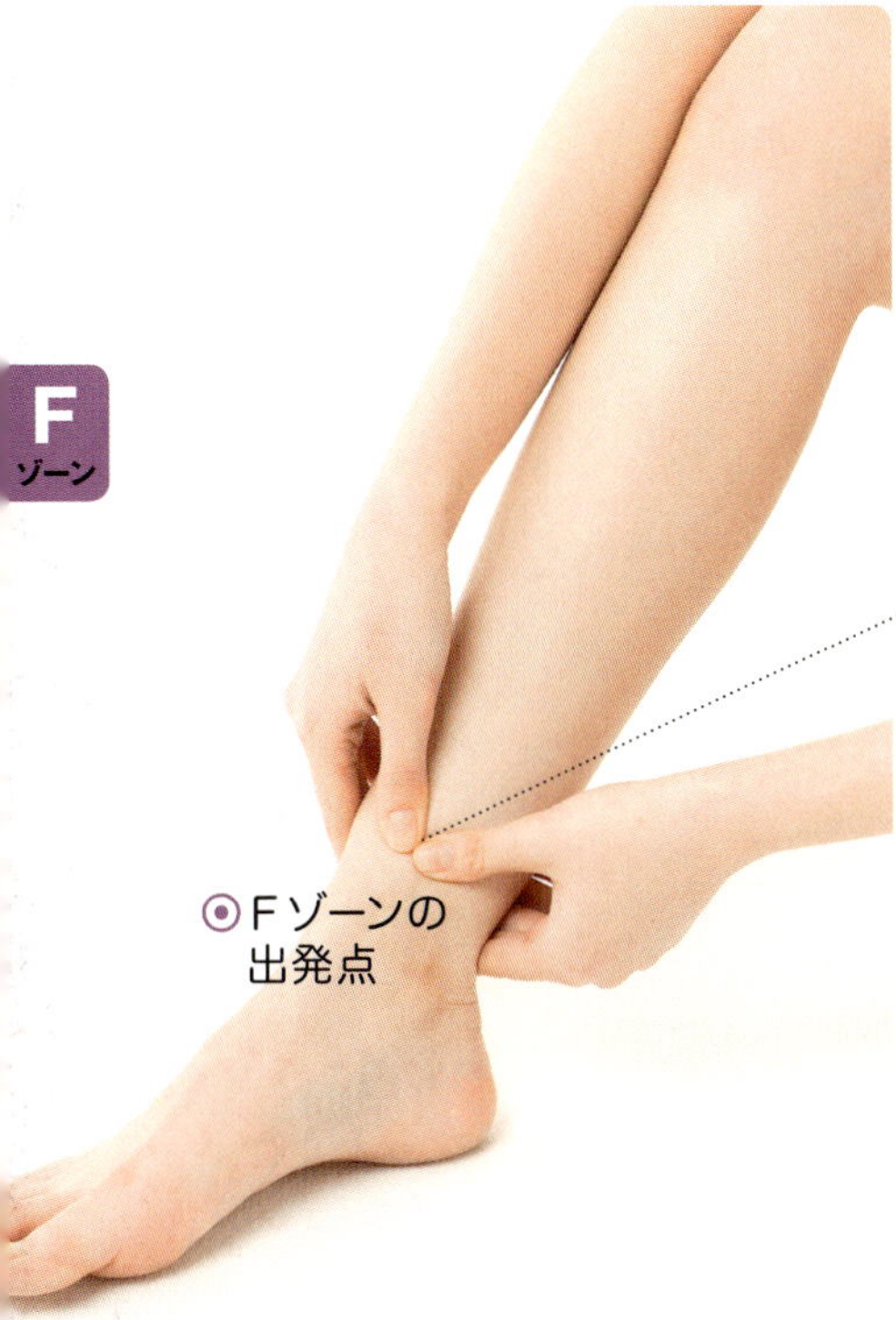


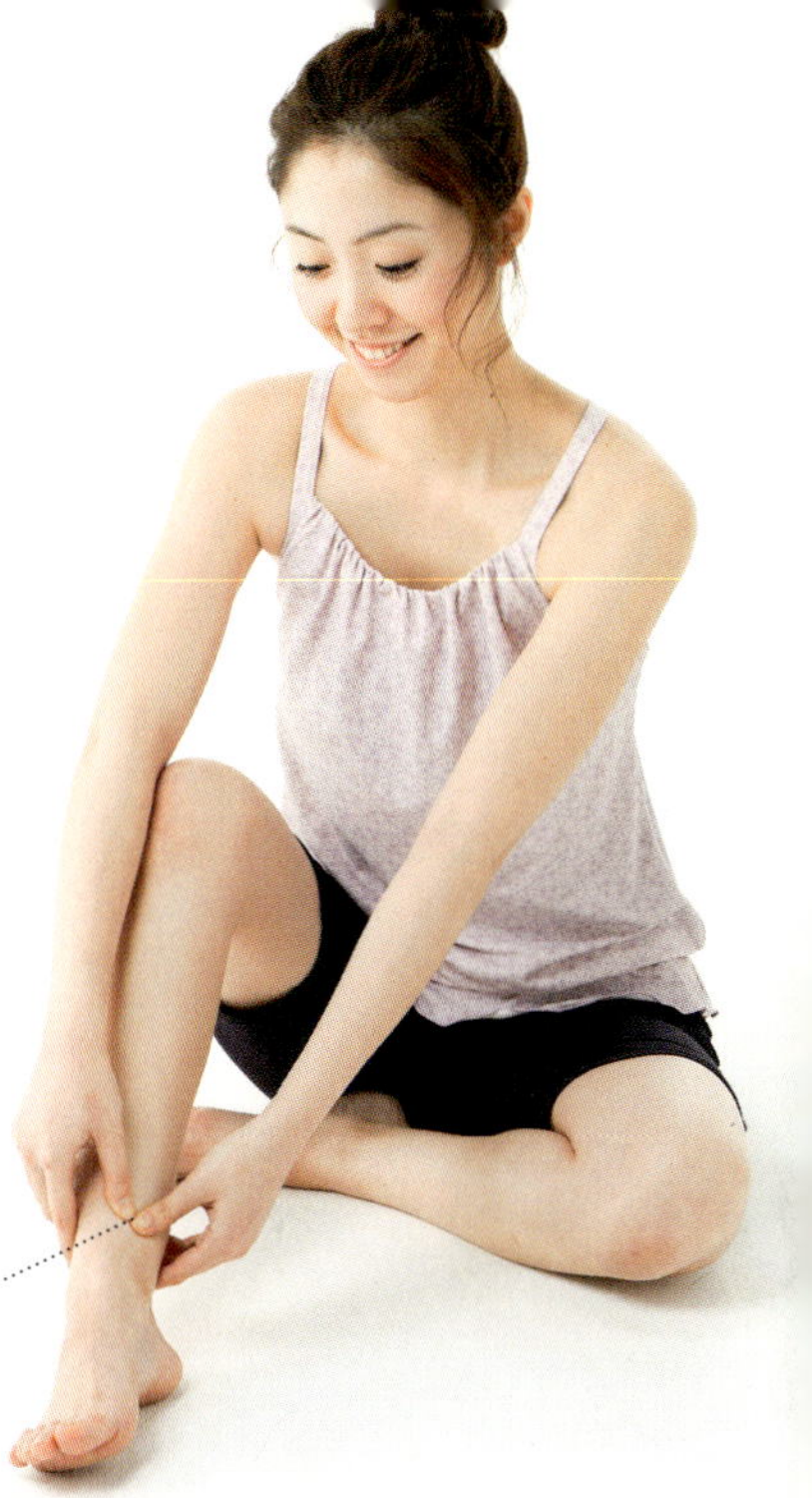

## 内くるぶしから骨の上を通り、ひざまで刺激

内くるぶしの上からすねの骨の上を通り、ひざの横の内側のシワまでをやさしく押していきます。

内くるぶしの上から、骨そのものの上を通ってひざの内側までを、両手の親指を使って少しずつ移動させながら押していきます。最後は、ひざを折り曲げてできるシワの内側の端の位置でおわります。

**診断**

**痛みやしこりがあったら……**

目のトラブル、貧血、立ちくらみ、肝臓の不調などが起こっているか、その前兆と考えられます。ストレスの影響や、イライラ、怒りっぽさ、うつ傾向などのメンタル面のほか、月経トラブルなどがあっても痛みます。爪のトラブルにも関わります。

Fukurahagi-Power

# F ゾーン マッサージ

# 自律神経を安定させて不眠・疲れ目に効く！ 月経痛も癒す

マッサージ
テクニック

①円を描くように押しもみ

②押しながら上方向へ

③ねじる

④円を描くように押しもみ

**マッサージのポイント**

❶頭頂部のツボ刺激でウォーミングアップ
❷Fゾーンの特効ツボ・中都、曲泉、太衝を親指を使ってじっくり押しもみしながら
❸皮膚をゆるめてほぐす密着マッサージ
❹太衝のツボはグルグルと小さい円を描きながら

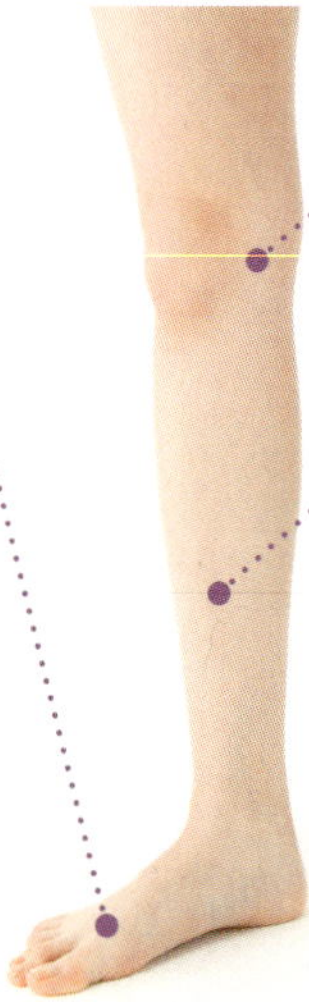

◉曲泉《きょくせん》
ひざを曲げたときにできるシワの内側の端にあるツボ

◉中都《ちゅうと》
内くるぶしからひざのお皿の下までの真ん中付近（内くるぶしから上に手の親指の幅７つ分くらい）の骨の上にある、押すと響くツボ

◉太衝《たいしょう》
足の親指と人差し指につながる骨の分かれ目を押すと、強く響く痛むツボ。Fゾーンのもととなる肝経につながるツボ

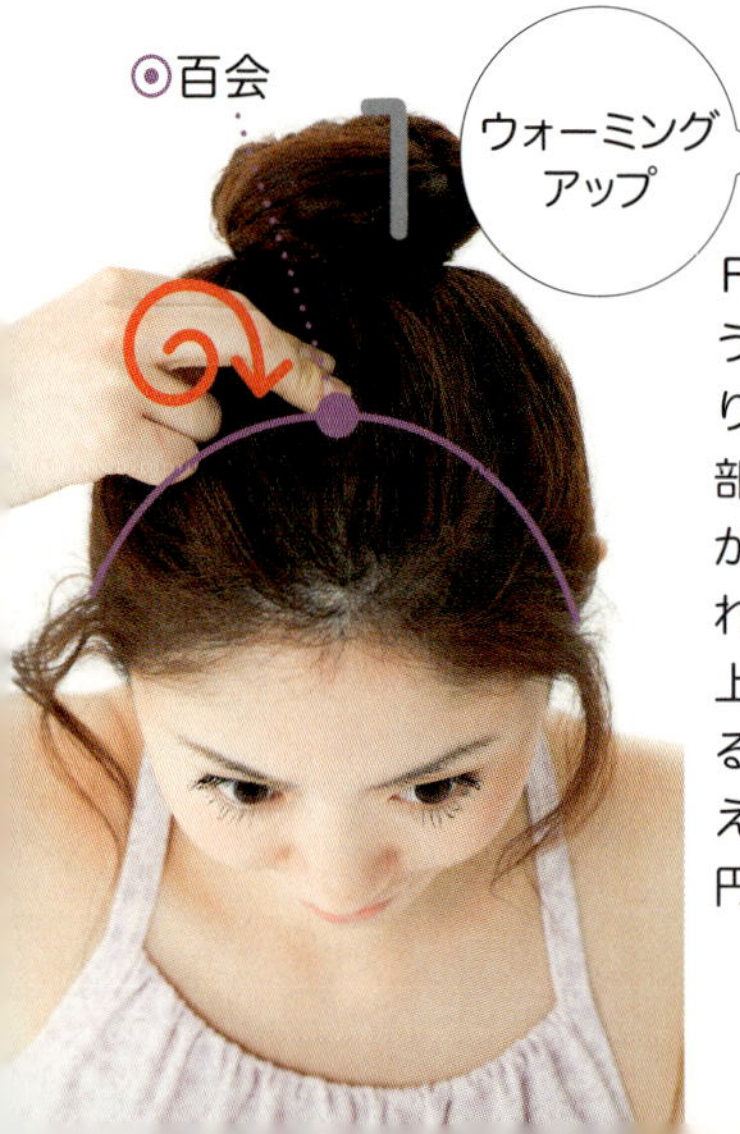


ウォーミングアップ

## 緊張をやわらげる頭頂部の特効ツボを刺激

Fゾーンののもとになっている肝経《かんけい》という経絡は、足から腹部・胸部の内面を通り、顔から頭頂部に達しています。頭頂部には、肝経とつながる百会《ひゃくえ》というツボがあり、ここを刺激すると緊張なども取れやすくなります。頭頂部（両耳の最も上を最短距離で結んだ線と鼻すじの交わるところ）に手の人さし指と中指をそろえて当て、当てた指はずらさずに小さな円を描くように押しもみします。

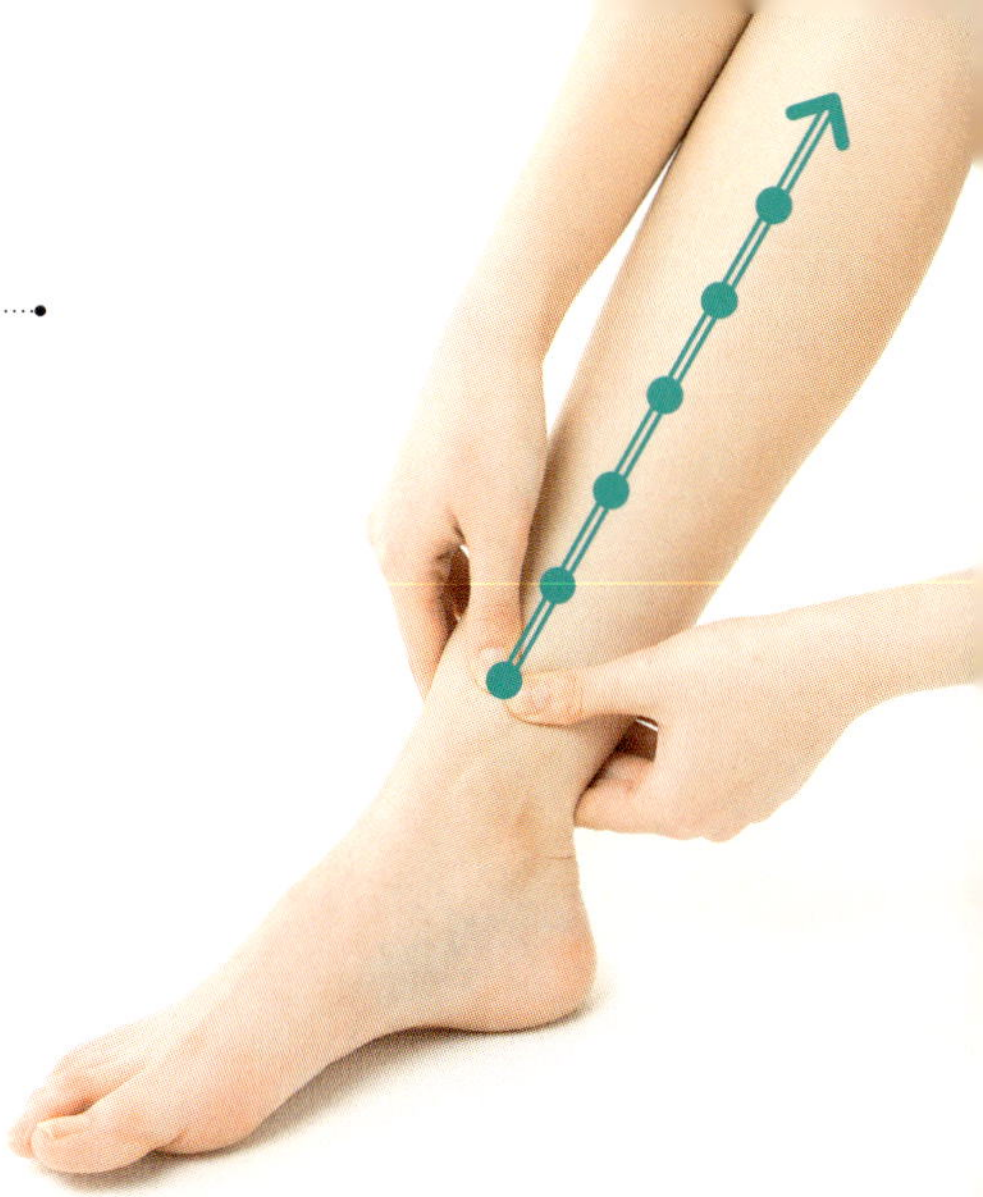

## 2 内くるぶしからひざの内側までじっくり刺激

両手の親指を使って内くるぶしの上からからひざの内側までをもみ上げます。中都、曲泉のツボを意識して刺激しましょう。

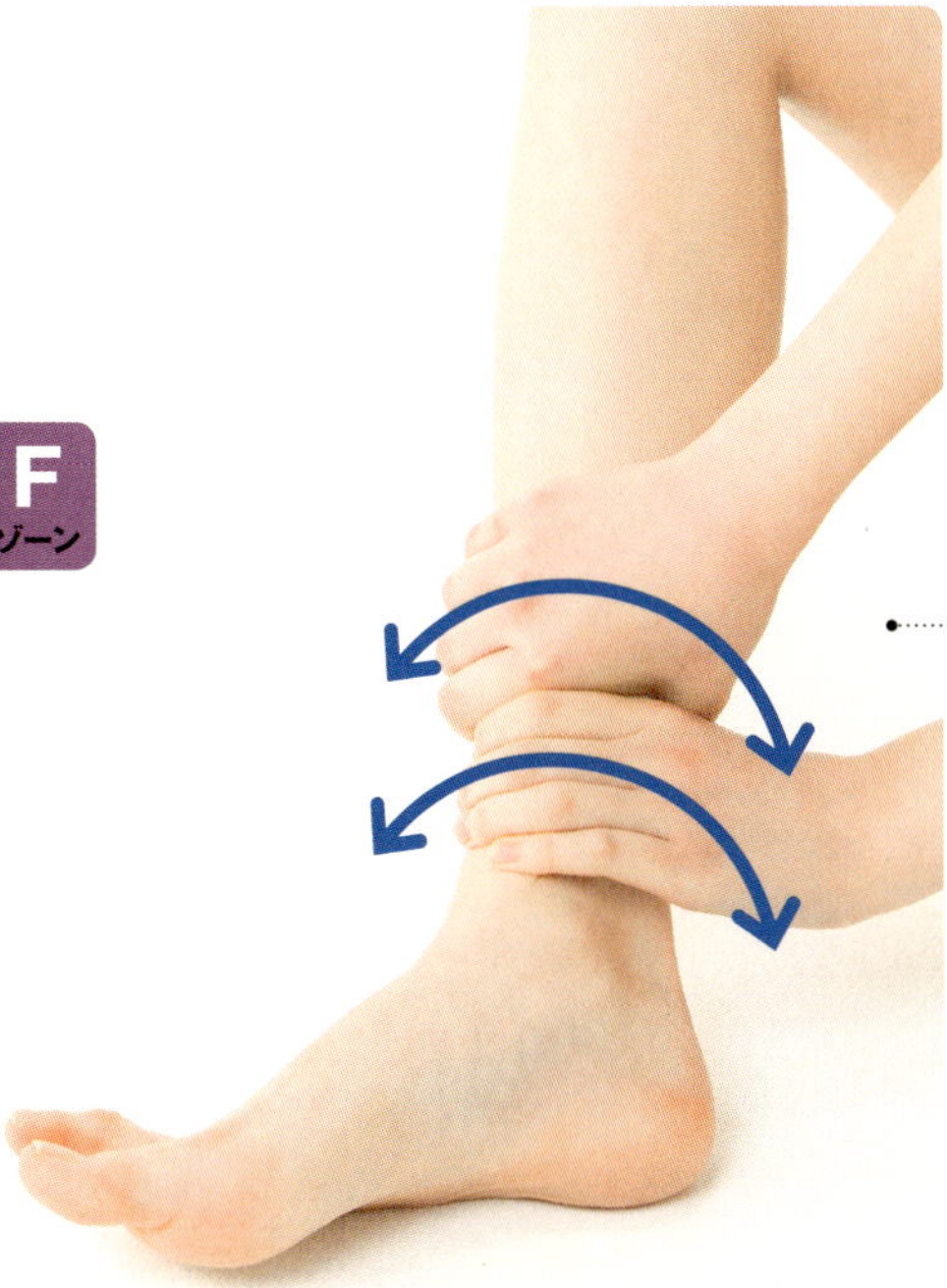

## 3 両手でつかんでねじる

同様に、ふくらはぎを内側から写真のように両手を並べてつかみ、皮膚に密着させたままねじりながらゾーンに沿ってマッサージします。また一方の手を内方向、もう一方の手を外方向に回して左右交互にねじります。次はそれぞれを逆回しに。手を移動させながらFゾーンの最後まで行うと、気持ちよくゆるみます。

## 4 痛気持ちいい特効ツボをピンポイント刺激

最後は、足の甲の特効ツボをピンポイント刺激。太衝は、足の指の分かれ目からかなり足首寄りに上がったところにあるツボで、肝臓の不調や不眠にも効果的。手の親指の先を当て、グルグルと小さく円を描くようにじっくり押しもみしましょう。

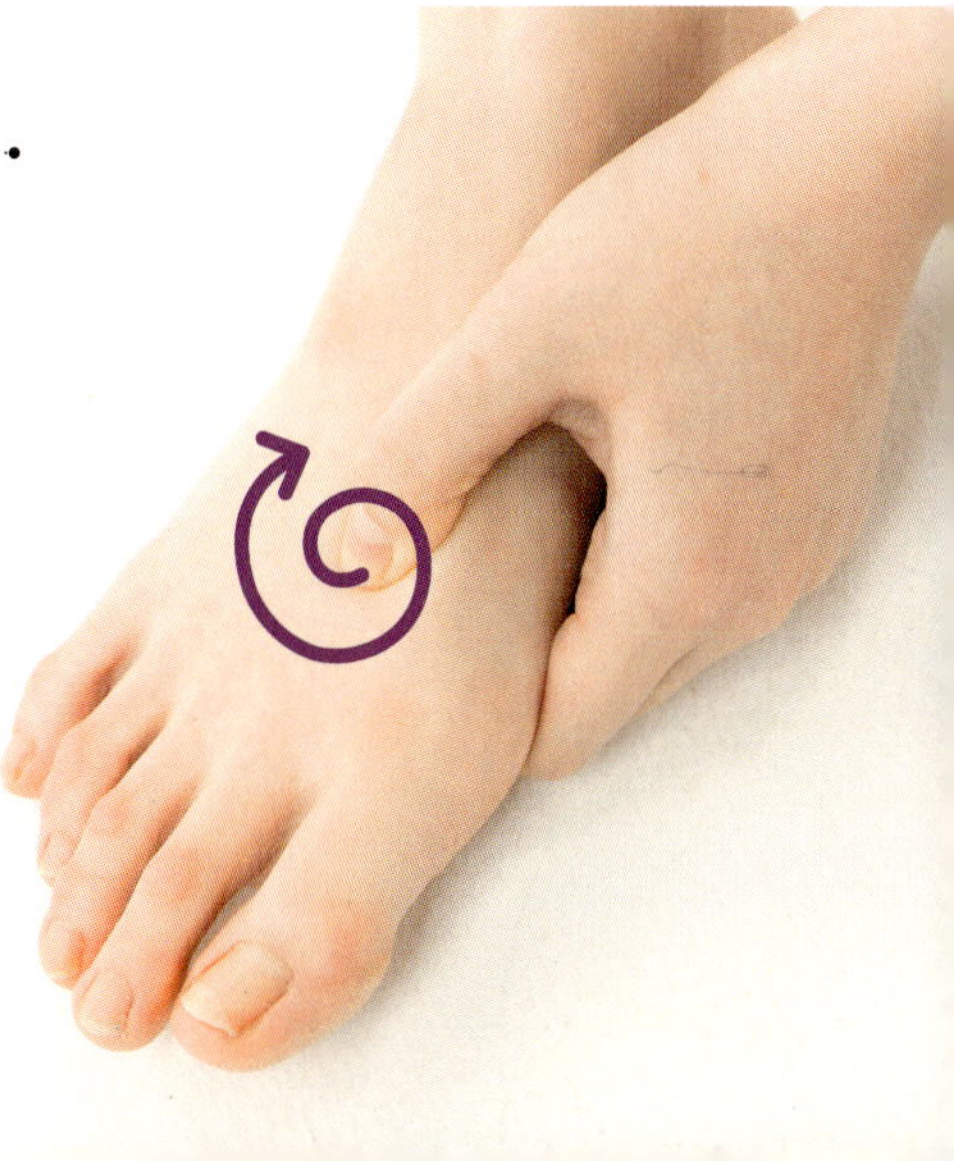

E ゾーン マッサージ　＜併せて行うと効果倍増！

Spe-
cial
Fukurahagi-Power
スペシャルマッサージ
［リラックス編］

# やさしい刺激で痛みが消える ソフトタッチマッサージ

マッサージテクニック
①Aゾーンを下向きに
②Bゾーンを上向きに
③Cゾーンを下向きに
④Dゾーンを上向きに
⑤Eゾーンを下向きに
⑥Fゾーンを上向きに

## マッサージのポイント

1. 痛すぎるマッサージは逆効果。ゾーンに沿ってやさしくさする
2. A～Fの順で6つのゾーンをすみずみまで
3. 1～6までを一続きで行うと全ゾーンの流れがよくなる
4. A↔B、C↔D、E↔Fでセットでくり返すと効果的

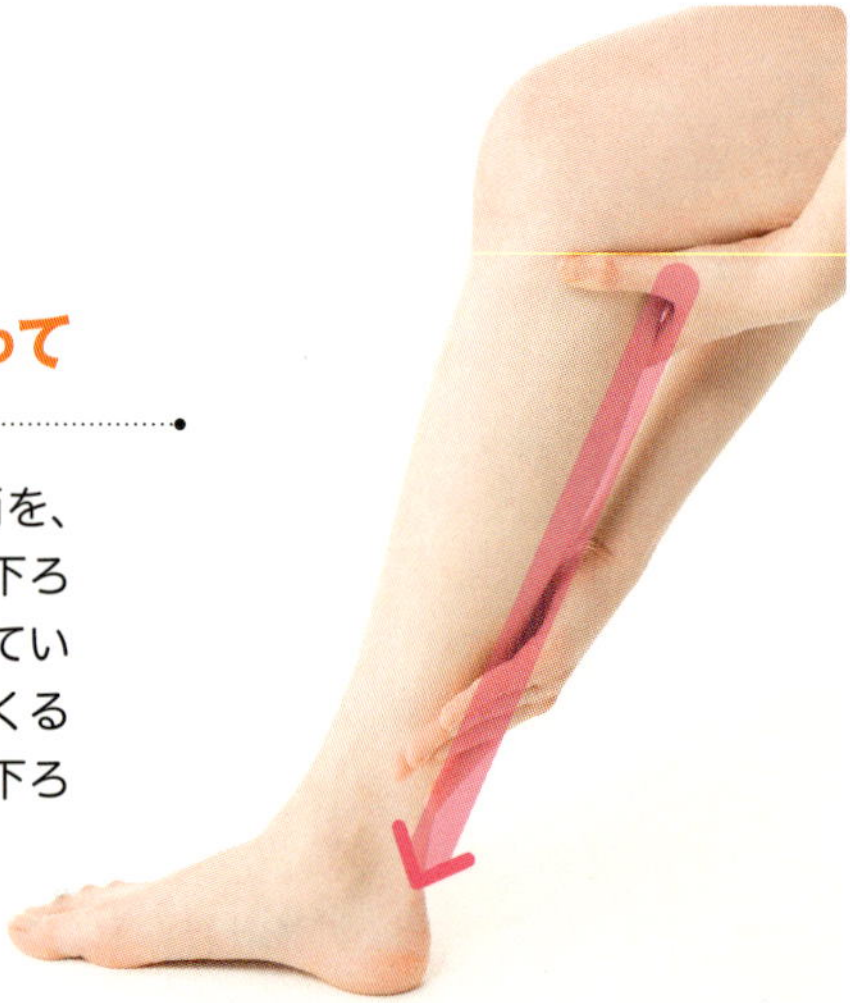

## 1 Aゾーンに沿ってなで下ろす

ふくらはぎの後面を、両手で交互になで下ろします。ひざ裏をていねいにほぐして外くるぶしに向けてなで下ろします。

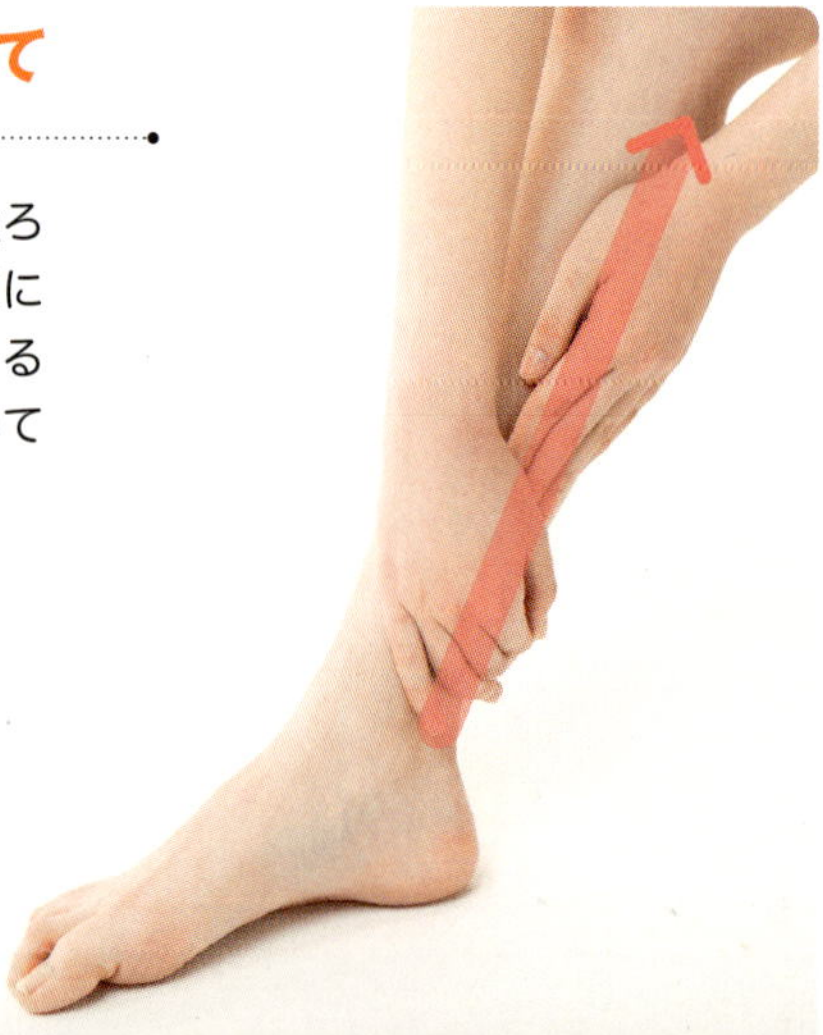

## 2 Bゾーンに沿ってなで上げる

ふくらはぎの内側後ろ寄りを、両手で交互になで上げます。内くるぶしの下からはじめてひざ横まで。

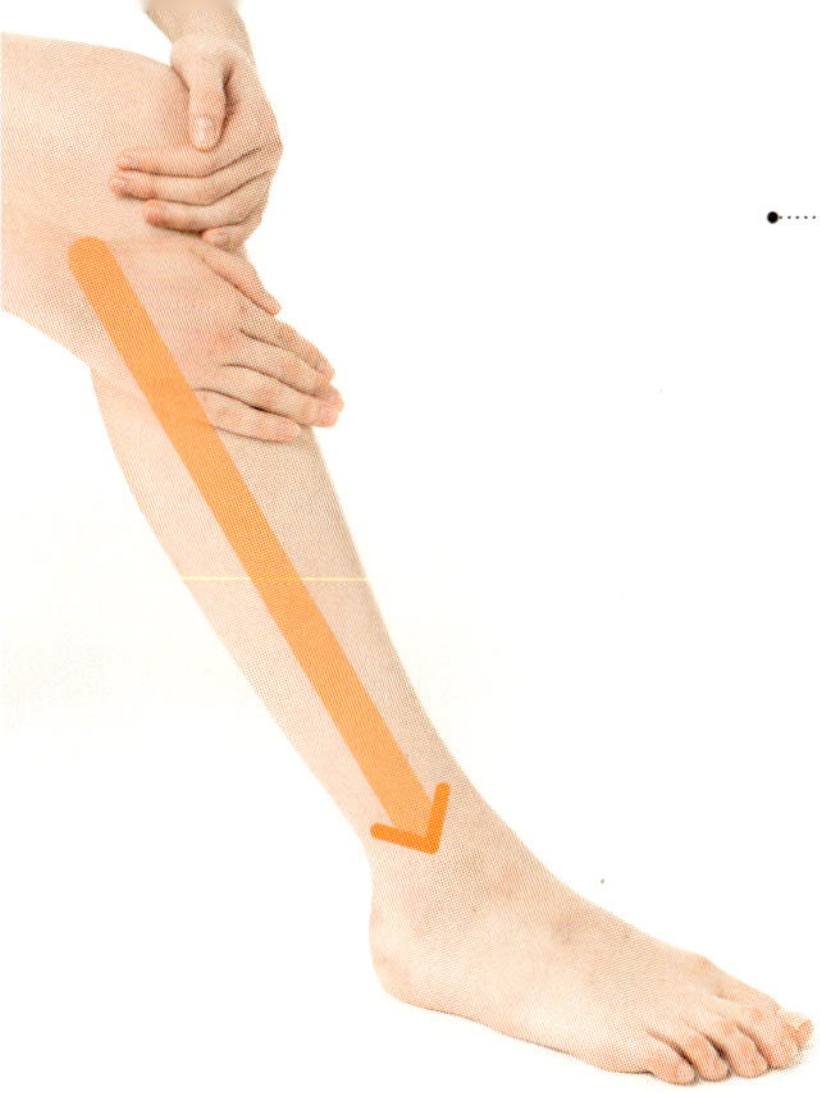

## 3 Cゾーンに沿ってなで下ろす

すねの外側やや前寄りを、両手で交互になで下ろします。ひざ下からはじめて足首まで。

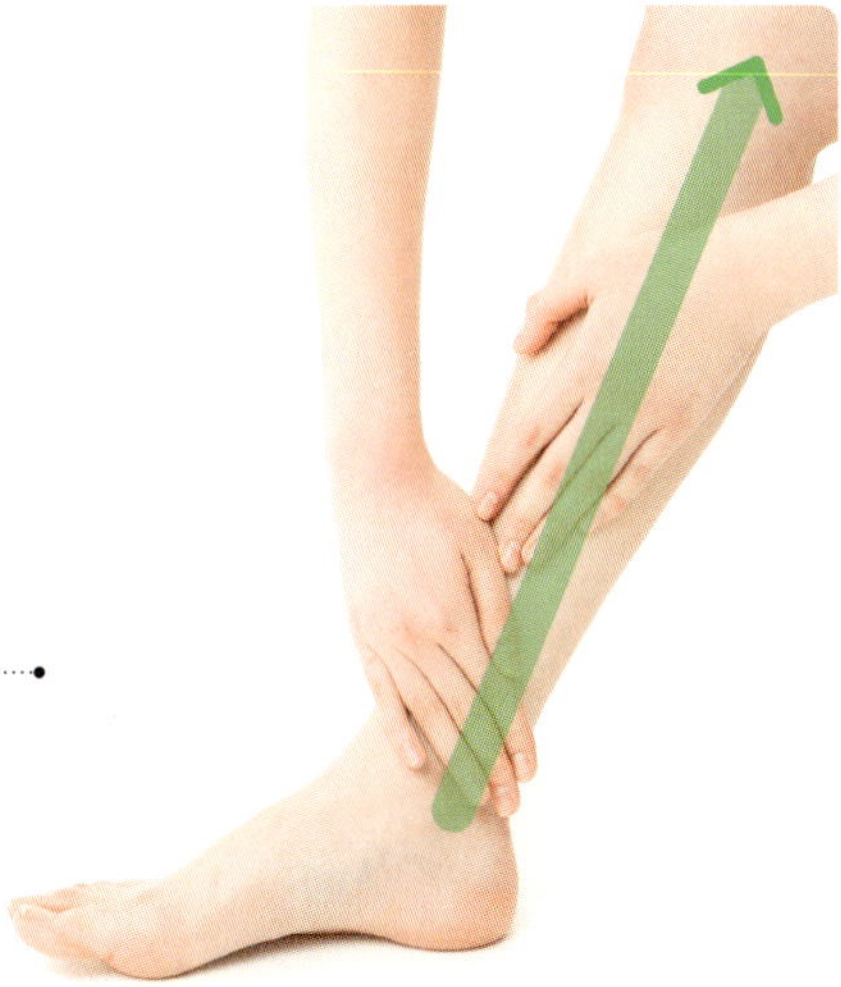

## 4 Dゾーンに沿ってなで上げる

下腿内側の真横を、両手で交互になで上げます。足首からはじめてひざ横まで。

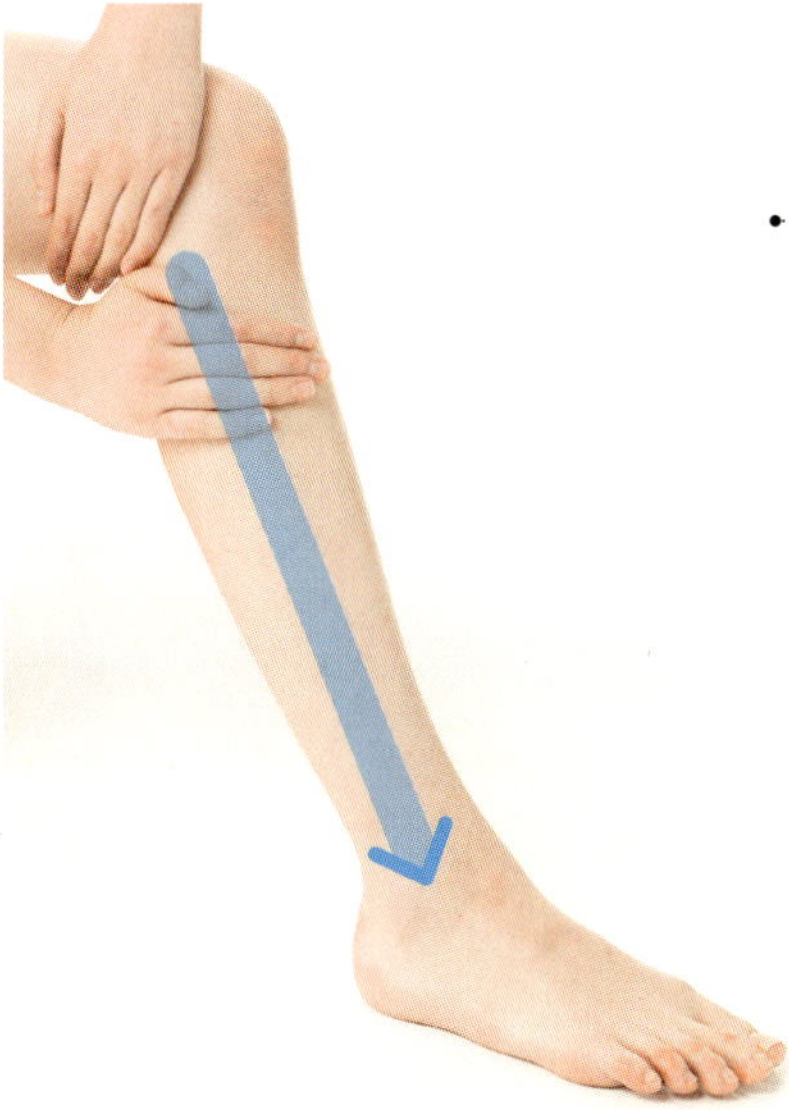

## 5 Eゾーンに沿ってなで下ろす

下腿外側の真横を、両手で交互になで下げます。ひざ横からはじめて外くるぶしまで。

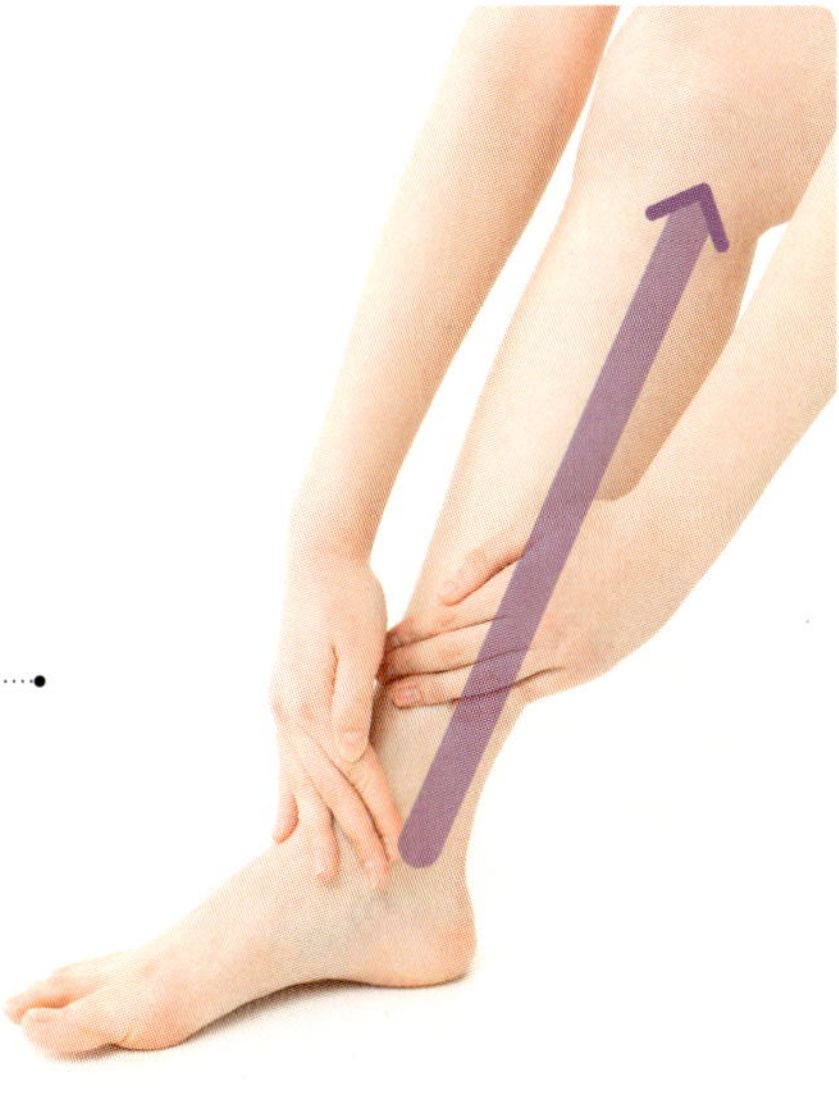

## 6 Fゾーンに沿ってなで上げる

すねの内寄りを、両手で交互になで上げます。足首からはじめてひざ下まで。

Special
Fukurahagi-Power
スペシャルマッサージ
［美脚編］

# 脂肪とセルライトを洗い流す美脚マッサージ

**マッサージのポイント**

1. 太ももをはさんで大きく回し、ゆすっておく
2. ひざ裏にたまった老廃物を流すようにイメージしながら
3. 太もも⇨ひざ上⇨ひざ周り⇨ひざ裏⇨すね⇨足首のプロセスで
4. 最後にふくらはぎ全体をなでさする

マッサージテクニック
①はさんで回す
②円を描くように押しもみ
③ひざに沿ってなでさする
④強く押す
⑤V字でなで下ろす
⑥なで上げる

## 1 太ももを両手ではさみ、内側にローリング

ひざのすぐ上の太ももを両手でしっかりはさみ、まず内側に、次に外側に、行けるところまで回します。ひざ裏にたまった老廃物を、ダムを開けて流すイメージで。左右交互にゆっくり大きく数回ずつ。

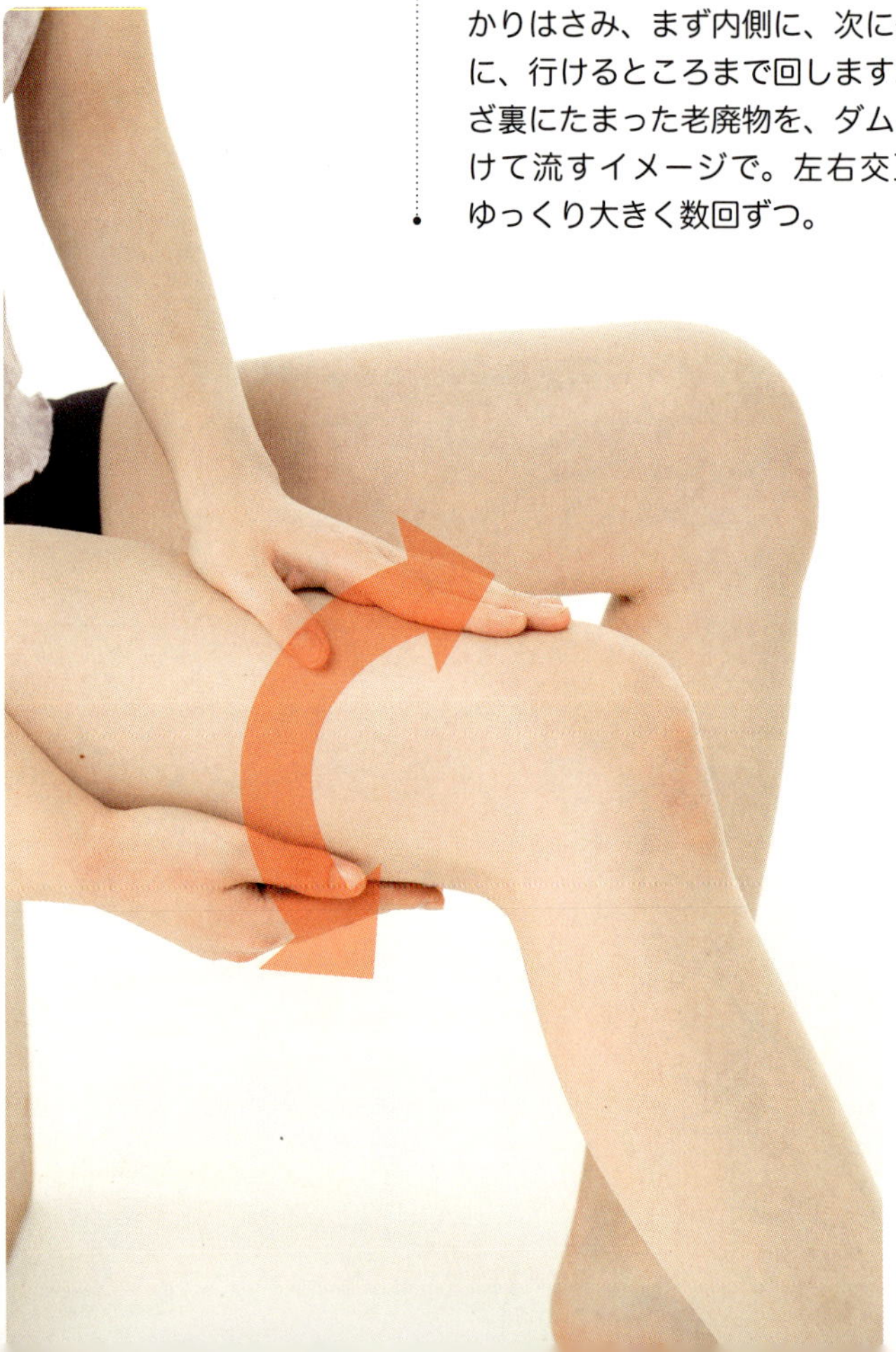

## 2 ひざ上を押しもみする

両手の手のひらの下の方（手首寄り)のふくらみをひざ上に当てます。グッと押してから、渦巻き状に小さく円を描くように押しもみします。少しずつ移動させながら、ひざ上全体をほぐします。

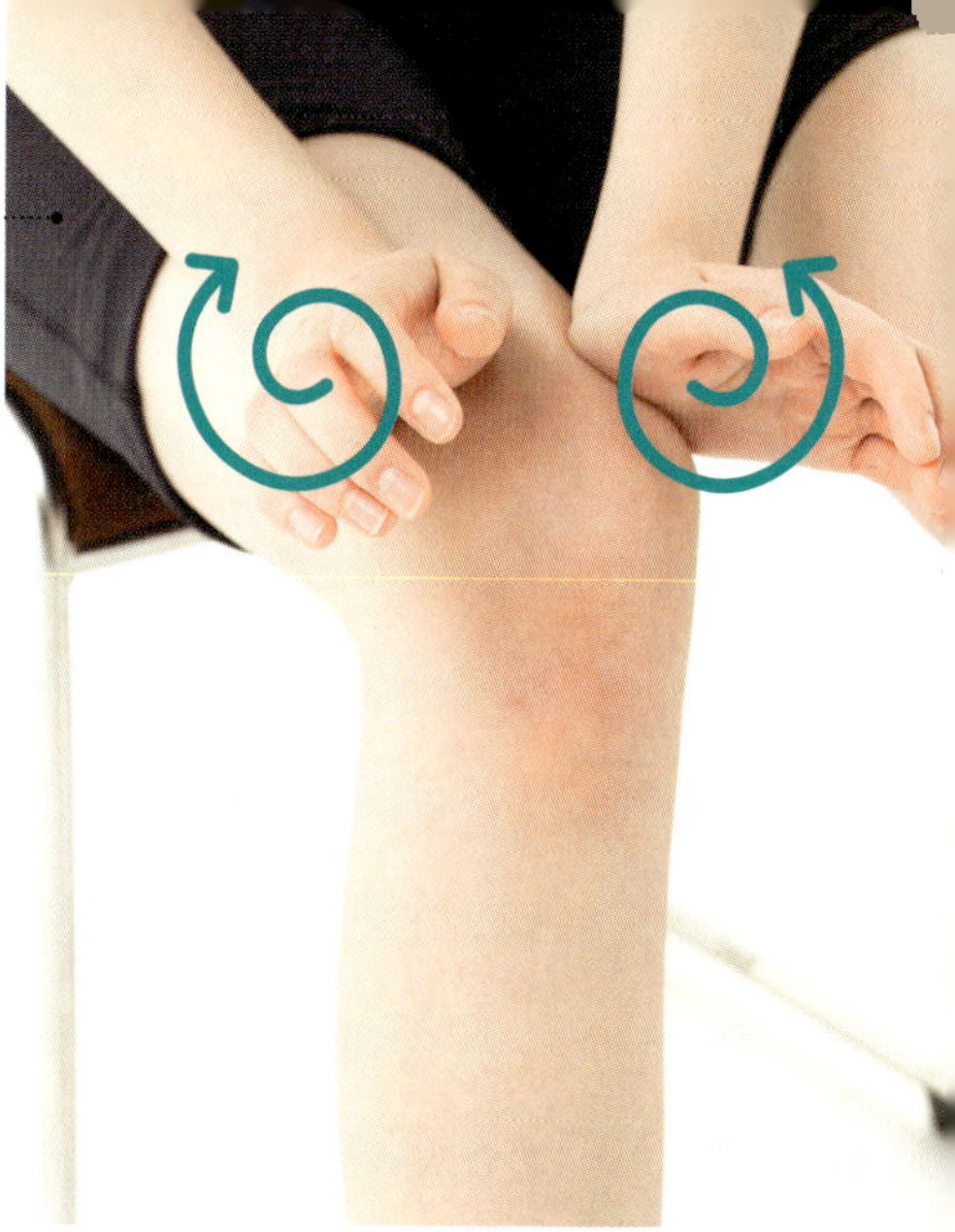

## 3 ひざの周りをなでさする

ひざのお皿の上に、両手の親指を向かい合わせるように当てます。それぞれの親指でお皿のふちをなぞるように半周なで下ろし、お皿の下で指をクロスさせます。同じ経路をなで上げ、交互に数回くり返します。

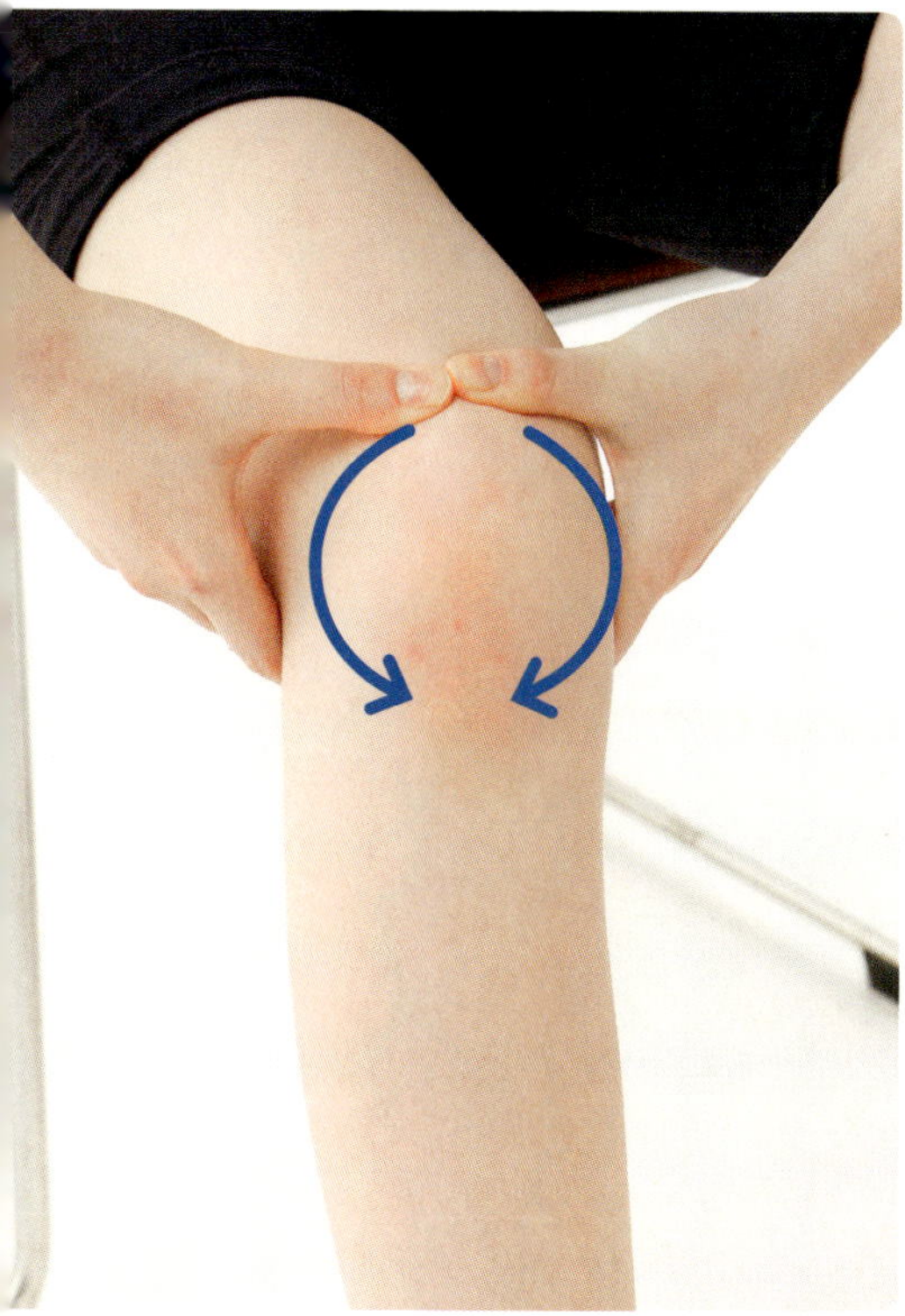

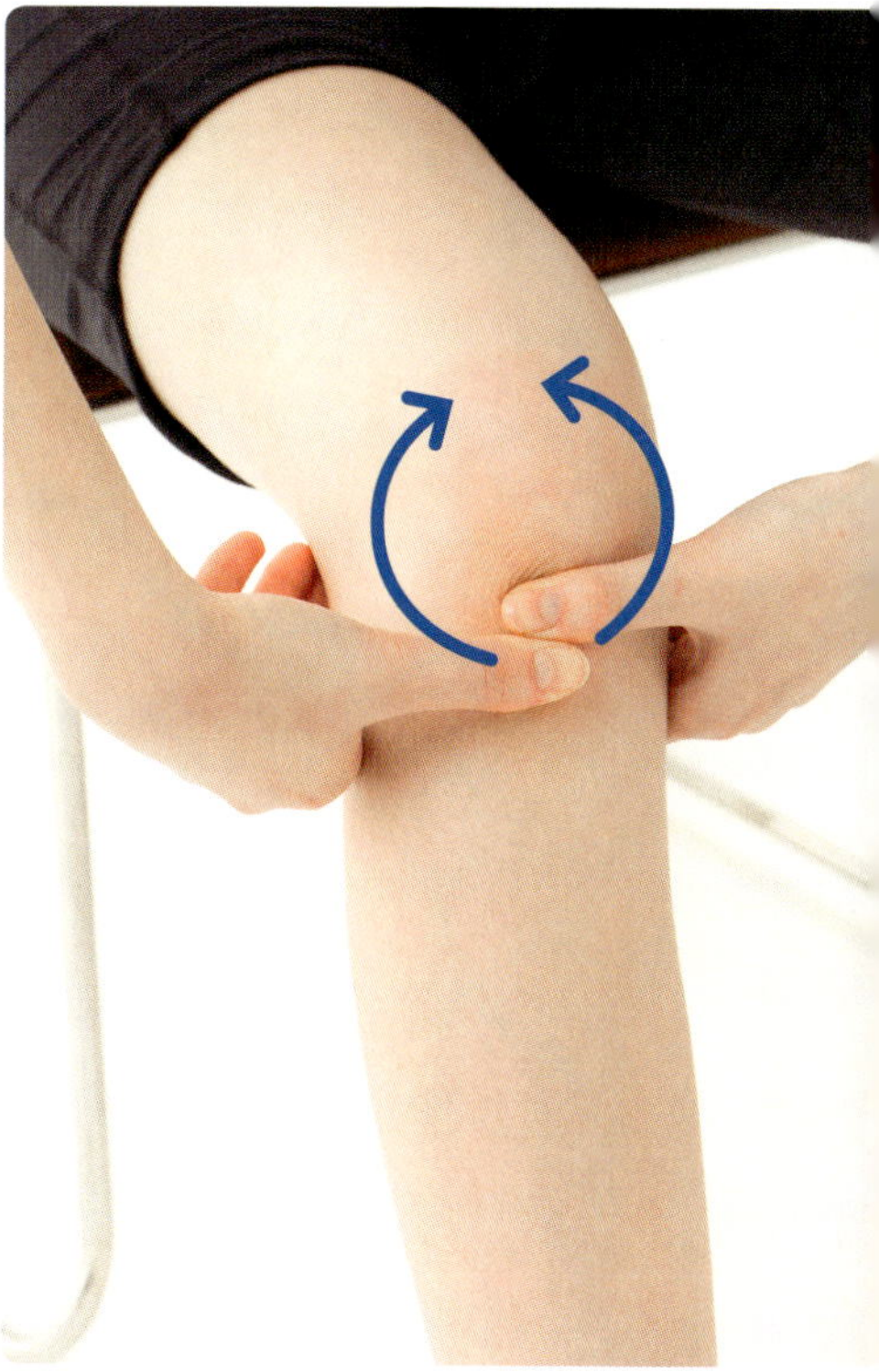

## 4 ひざ裏を強く押し上げる

両手の４本の指をそろえて、指先を向かい合わせるようにひざ裏に当てます。そのまま指先でグッとひざ裏を押し上げては、もとに戻すことを数回くり返します。指の腹を使い、爪を立てないように。ひざ裏が突っ張ったり、痛んだりするときに効果的。

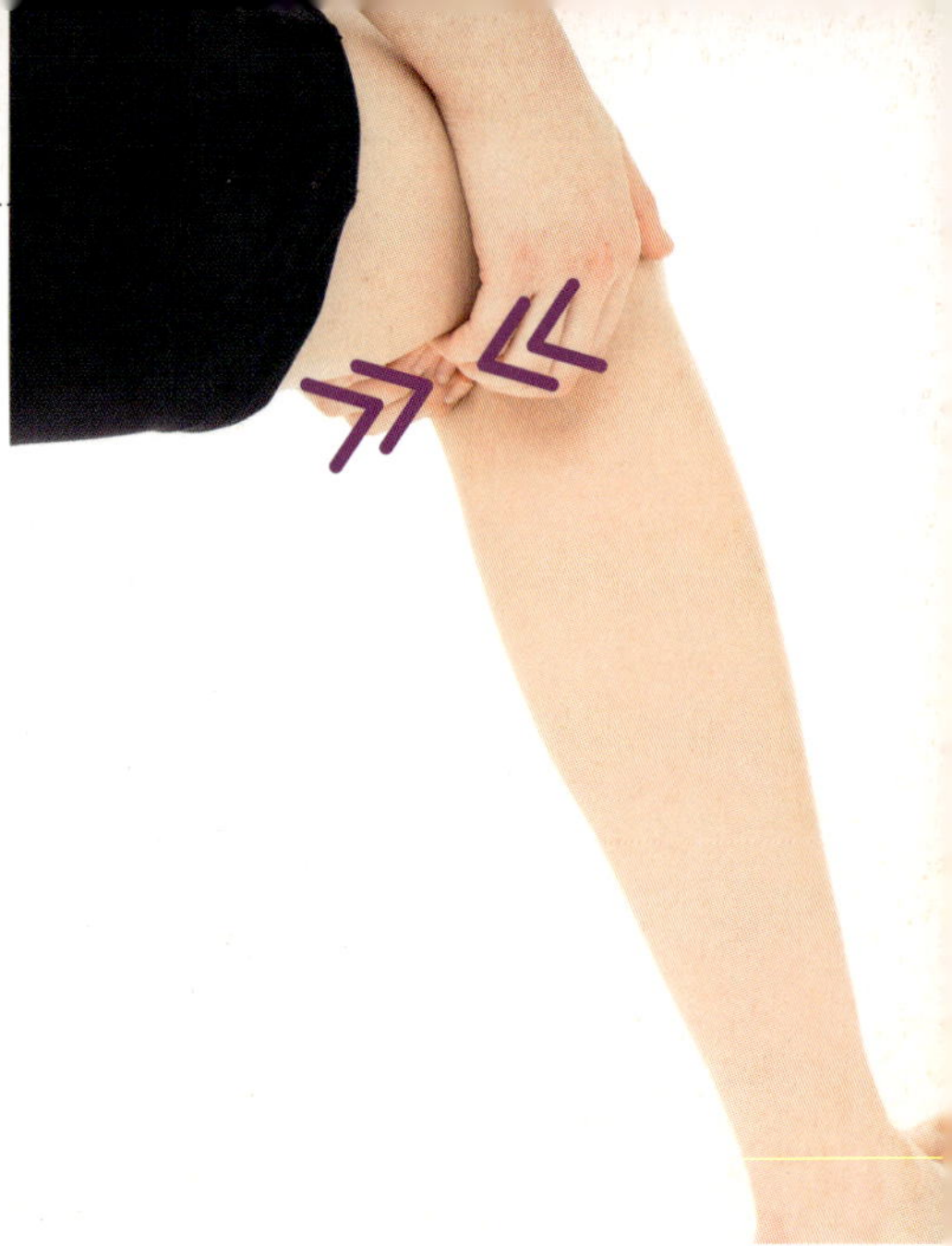

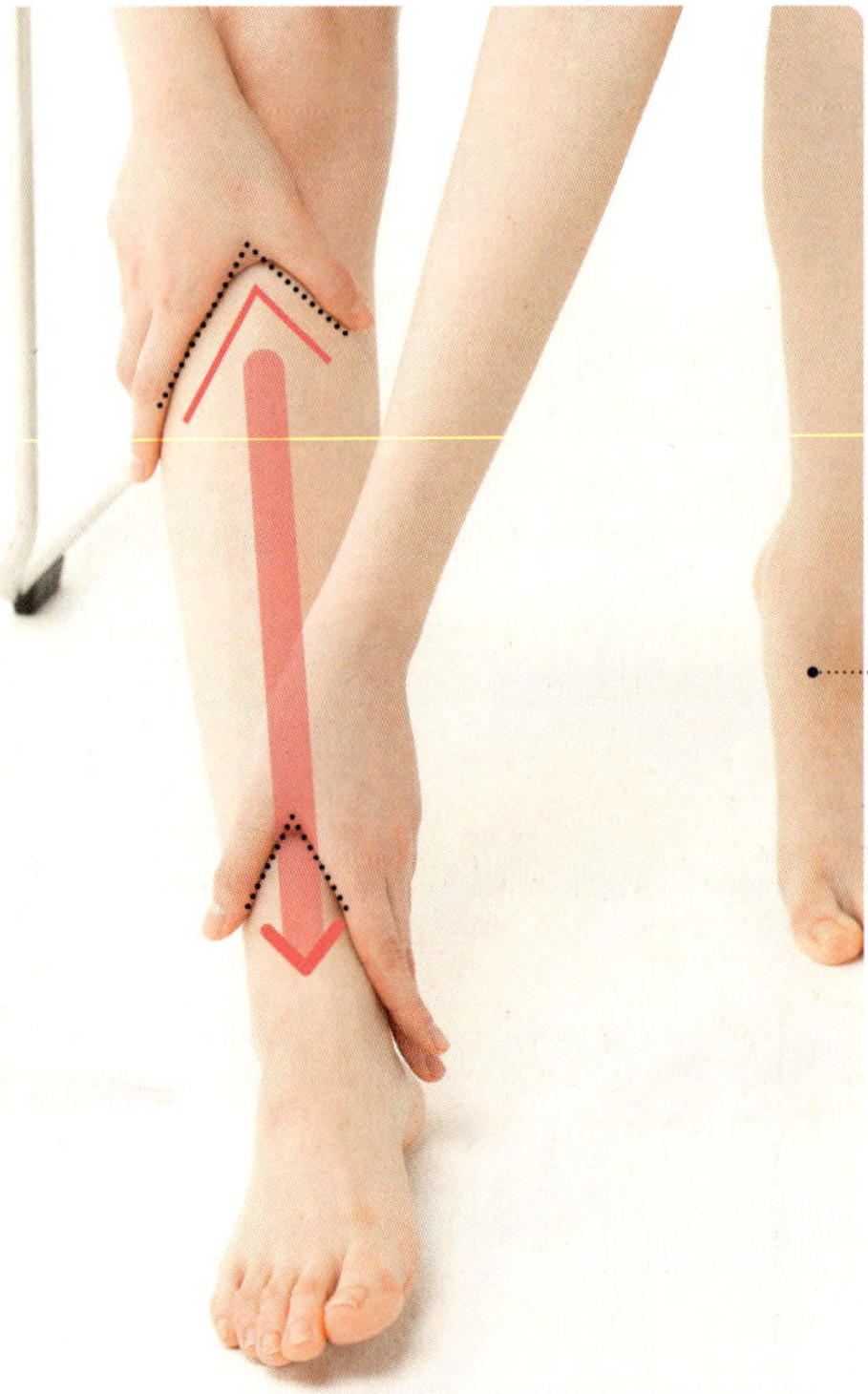

## 5 ふくらはぎの前面をなで下ろす

手の親指と人さし指でＶ字形をつくり、すねの骨の上に合わせるようにしてひざ下から足首までふくらはぎの前面全体をなでさすります。一方の手でなで下ろしながら、もう一方の手で追いかけるようにして5回くり返します。

## 6 最後にふくらはぎ後面をなで上げる

両手のひらを使って、足首からひざ裏まで、ふくらはぎ全体をなで上げます。一方の手でなで上げながら、もう一方の手で追いかけるようにして５回行います。

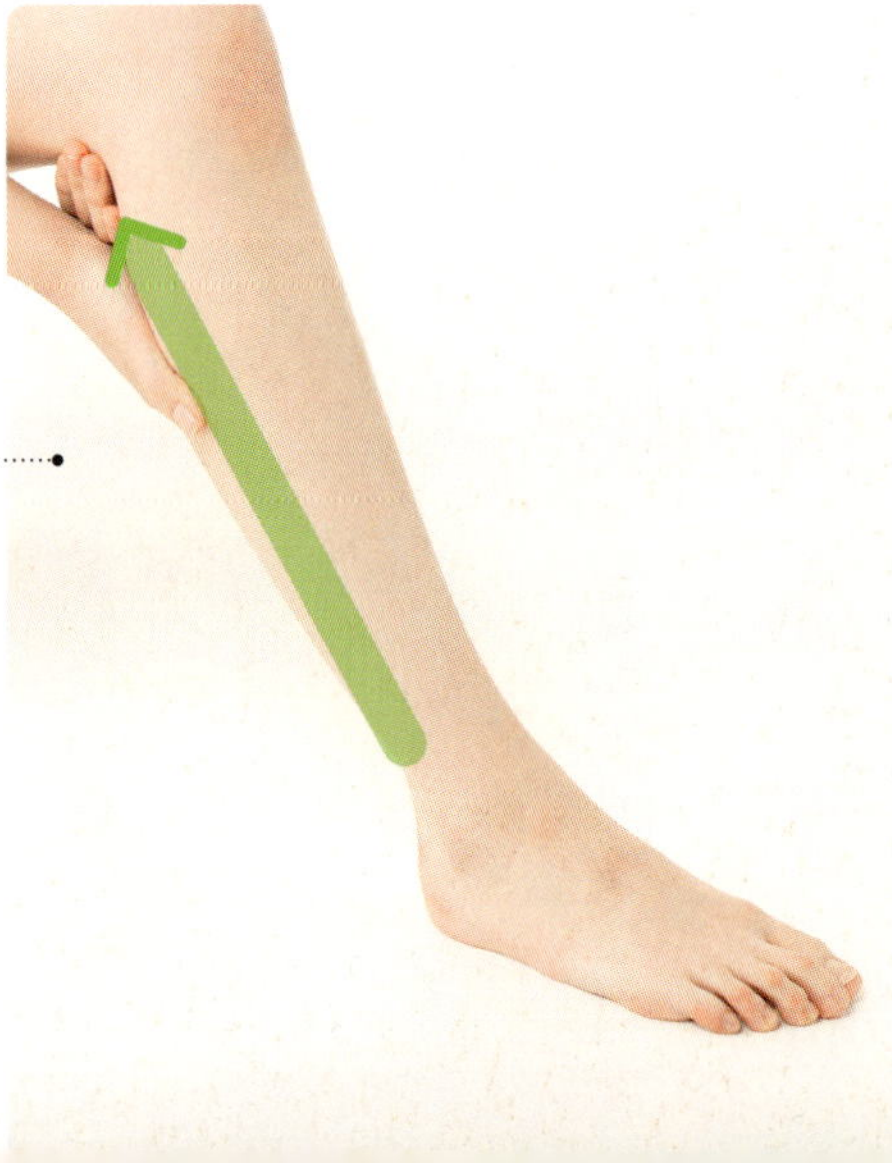

第2章

Fukurahagi-Power

# ふくらはぎは健康のバロメーター

全身の
血行を促し、
免疫力アップ！

医学・健康解説

# 「ふくらはぎ力」を高めれば、病気は治る！

## ふくらはぎは第2の心臓

ふくらはぎ力は、大きく西洋医学の視点と東洋医学の視点で語ることができます。まず、前者についてお話ししましょう。

私たちの体は、年齢や性別によって違いはありますが、約6割が水分です。その水分は、血管、リンパ管、組織や細胞内にあり、互いに行き来しながら全身を巡っています。

全身を巡りながらも、ほうっておくと体の水分は下部にたまります。最もたまりやすいのがふくらはぎです。一日のおわりに、靴下のあとがつくほどふくらはぎがむくんでしまう人が多いのも、そのためです。しかし、最も水分がたまりやすいからこそ、ふくらはぎは、体の循環をよくするカギでもあるのです。

その意味をわかりやすくするために、体の水分の主要な経路である全身の血液循環がどうなっているかを、ここで簡単にご説明しましょう。

水分とともに酸素や栄養分を運ぶ血液は、ポンプである心臓から送り出されたあと、動脈を通って全身各部に行きます。弾力性に富む動脈は、心臓の動きに合わせて収縮・拡張をくり返し、血液を先へ先へと送ります。いわば、動脈そのものも小ポンプの作用を持っているのです。動脈は次第に枝分かれし、最後は細かい編み目のような毛細血管となって末梢の組織に到達します。そこで酸素や栄養分と引き換えに二酸化炭素や老廃物を受け取ります。

血液はこうして全身をめぐっている

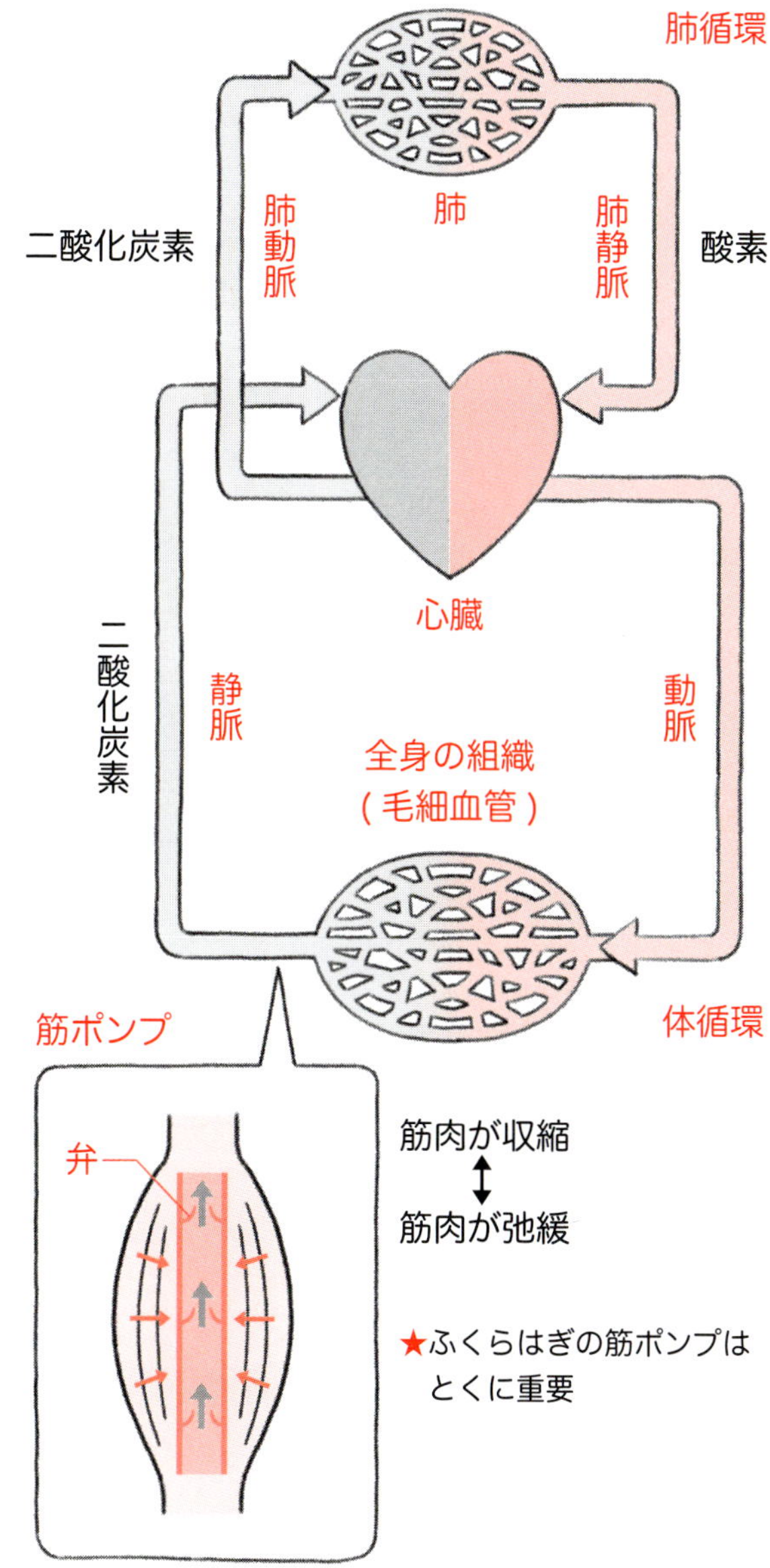

毛細血管は次第に合流して、今度は静脈となり、心臓に戻ります（体循環）。心臓に戻った血液は、まだ二酸化炭素を多く含んでいるので、肺に行って二酸化炭素と新鮮な酸素とを交換し、心臓に戻ってきます（肺循環）。そしてまた心臓から送り出されるわけです。

こうした経路のうち、末梢から心臓に血液を戻す静脈は、血管壁が薄く、筋組織や弾力性にも乏しい血管です。逆流しないように弁はついているものの、動脈のように自ら血液を送り出す働きは持っていません。

心臓の強力なポンプ力も、末梢から返ってくる静脈までには及びません。そこで、末梢から心臓へ血液を戻すために、活躍するのが「筋肉」です。筋肉は、動いて収縮・弛緩をくり返すことで、筋肉の中を通っている血管の流れをよくするという役目を担っています。

この働きは「筋ポンプ」と呼ばれ、その筋肉の動きは、ちょうど人が牛の乳房を握ったり離したりして乳搾りするときの動きに似ているため「ミルキングアクション」とも呼ばれます。

筋ポンプは、全身の筋肉が担っている役割ですが、とくに、ほうっておくと血液がたまりやすいふくらはぎでは、重要な意味を持ちます。ふくらはぎには、腓腹筋《ひふくきん》とひらめ筋という筋肉がありますが、これらによる筋ポンプ作用は、返りにくい血液をスムーズに心臓に返すための要といえます。そのため、ふくらはぎは「第2の心臓」と呼ばれているのです。

ふくらはぎ力がつくとは、これらの筋肉がしっかり働いて第2の心臓の役目を果たすことを意味し、全身の血液循環の活性化につながるのです。

## 〝底〟からかき回して老廃物を排出

ふくらはぎの筋ポンプの働きは、次のようにイメージするとわかりやすいでしょう。

ここに、塩水が入っているコップがあるとします。飽和量以上の塩が入っているので、溶け残りが下のほうに沈んでいると仮定します。

その塩をかき回すのに、もし、コップにスクリューを1個だけつけるとしたら、図のような3つの位置のうち、あなたはどれが一番効果的だと思いますか。

③が最も効果的であることは、簡単にイメージできるでしょう。下に沈んでいるものをかき回したいときには、

どのコップが一番かき回されやすい？

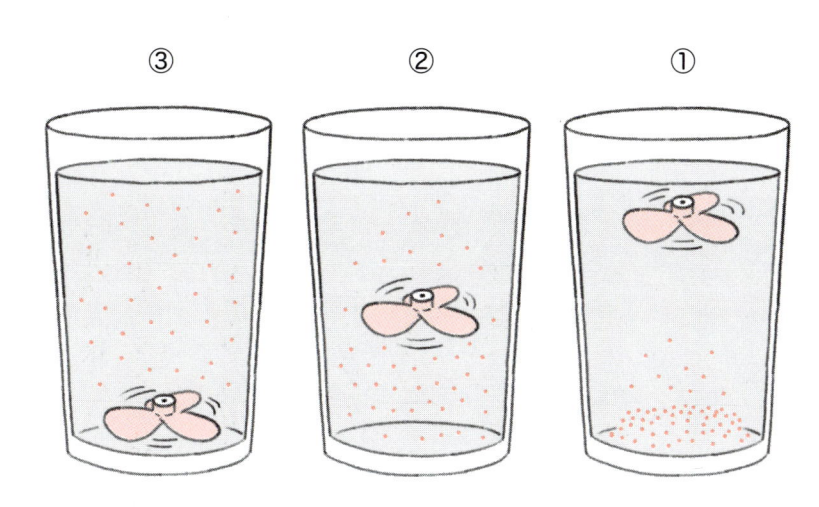

下からかき回すのが最も効果的であり、その場合、並外れてパワフルなモーターでなくても役割を果たせます。

ある程度時間がかかるとしても、スクリューを回し続けていれば、結果的にはうまく全体がかき回されるはずです。ふくらはぎの役割は、コップの底についたスクリューによく似ています。

溶け残りの塩を、体の下部にたまった静脈血、さらには、そこに含まれる老廃物ととらえると、ふくらはぎ力というスクリューが確実に動いている限り、老廃物がスムーズに排出されることがおわかりいただけるでしょう。

実際に、たとえば肩がこるとか腰が痛むという患者さんのふくらはぎを見ると、かなり冷えていたりこわばっていたりしていて、循環不良に陥っていることが多いのです。そういう場合、通常の治療に加え、ふくらはぎのマッサージやケアを施したり、自宅で行うよう指導したりすると、全身の血流がよくなって、肩や腰の症状が効率よく取れやすいものです。

まさに、コップの底にあるふくらはぎにアプローチすることで、全身をかき回して血流をよくするようなプロセスです。

デスクワークなどで一日じっとしていると、筋肉の収縮が少なく、筋ポンプが十分に働きにくくなります。そんなときは、「コップの底に老廃物がたまっているな」とイメージして、ふくらはぎ力というスクリューを回すために、ぜひ本書のマッサージを行ってみてください。

## 下から確実に効かせる〝急がない治療〟

コップの底からジワジワと中の水をかき回す——つまり、肩や腰に症状があるのに、ふくらはぎをマッサージしたりケアしたりするのは、一見、頼りなく回りくどい方法に見えるかもしれません。

これを「遠回りな方法」とすると、「近道」や「最短距離」に当たるものはどんな方法でしょうか。それは、考え方にもよりますが、肩や腰を直接もんだり、即効性のある薬を使ったりすることに当たるでしょう。これらは、もちろん必要で大切な治療です。とりわけ、つらさや苦痛が大きかったり、ほうっておくと急激に悪化する危険性があったり、何より命が危ぶまれるようなときには、何をおいても最短距離の治療を優先しなければなりません。

しかし、現在、私たちが悩んでいる多くの病気や症状は、慢性的なものです。

そこに、最短距離の治療ばかりを取り入れるとどうなるでしょうか。さきほどの例でいえば、コップの上からガッとパワフルなスクリューを突っ込んでかき回すようなやり方です。そこには、本来なら不必要なパワーが投入され、全体のバランスが失われたり、ひずみや弊害が生じたりしやすくなります。

これは現代生活自体にも同じようなところがあって、交通や通信のスピードなど、私たちは疑いもなく「速ければ速いほどいい」と思い込み、どんどん便利になる生活を享受しています。

しかし、ふと立ち止まって「速いことは本当にいいのか？」と考えてみると、疑問がわいてきます。速く便利になったぶん、本来なら時間があいてゆったりできるはずなのに、現実にはちっともそうなっていません。速く便利になればなっただけ、私たちは忙しくなってゆとりをなくしています。物のありがたみや、人との気持ちのやりとりや、じっくり考える時間など、大切なものを失いながら突っ走っています。

そんな現代社会を象徴するように、体の治療にも「速く無駄なく」即効性をもって「ターゲットを絞って最短距離で」と望むことがふえた結果、副作用や自己治癒力の低下などの弊害を招いているのが、今の私たちではないでしょうか。

もちろん、急ぐことや速い治療は、急性疾患や救急の状態においては大切です。しかし、長期にわたる慢性的症状に対しては、少し考え方を変えてみる必要があるのではないでしょうか。急がないときのものごとは、たとえ遠回りであっても、基本から確実にやっていったほうがいい、と考えられるのです。じっくりていねいに先を見据えて、「長持ちする体づくり」をすることが、結局は大きなメリットとなるといえるでしょう。

ふくらはぎ力をつけるとは、まさにそのような「下からの遠回りな方法」です。だからこそ、ジワジワとではあっても、無理なく根本に働きかけて、不調の改善を促すことができます。

昨今のふくらはぎブームには、最短距離を求め続けて、その弊害を感じはじめた現代人の深層心理も反映されているのかもしれません。

## 全身の気・血・水の流れを促す

　ふくらはぎは、現代医学からだけでなく、東洋医学から考えてもたいへん重要な部位です。ふくらはぎを含む下腿《かたい》には、東洋医学でいう「経絡《けいらく》」が6本通っています。経絡とは、東洋医学でいう気《き》（生命エネルギー）の通り道です。

　さまざまな病気や不調の治療に用いられるツボ（経穴《けいけつ》）は、通常経絡上にあります。経絡を線路だとすると、ツボは駅のようなものです。気が出入りしたり、その流れが調整されたりする場所で、重要な治療ポイントです。

　全身にさまざまな不調や病気があると、それに対応するツボに痛みやしこりなどの反応が出ることはご存じでしょう。痛みやしこりが出たツボを刺激することで、不調や病気の改善が促されます。そして経絡全体も、全身の不調を反映するツボのような働きをします。

　主要な経絡は全身に14本ありますが、そのうちの6本が下腿を走っています。第1章のA～Fの6ゾーンは、この経絡をもとにしています。

　経絡は「気」の通り道ですが、実際は、東洋医学でいう3つの基本物質、「気・血《けつ》・水《すい》」のすべてと関係します。血は現代医学でいう血液、水は現代医学でいう体液とほぼ同じ意味です。

　この3つは無関係に流れているわけではなく、目に見えない「気」の力で引っ張られるようにして、目に見える「血」と「水」が円滑に流れているのです。ですから、気が滞《とどこお》れば「血」と「水」も滞ります。

その重要な気の流れを促し、調整できるのが、第1章で紹介した各種のマッサージ法や刺激法なのです。経絡は全身に通じているので、その意味でもふくらはぎへの刺激は、遠回りながら確実に、全身のさまざまな不調に効果をもたらすことができます。

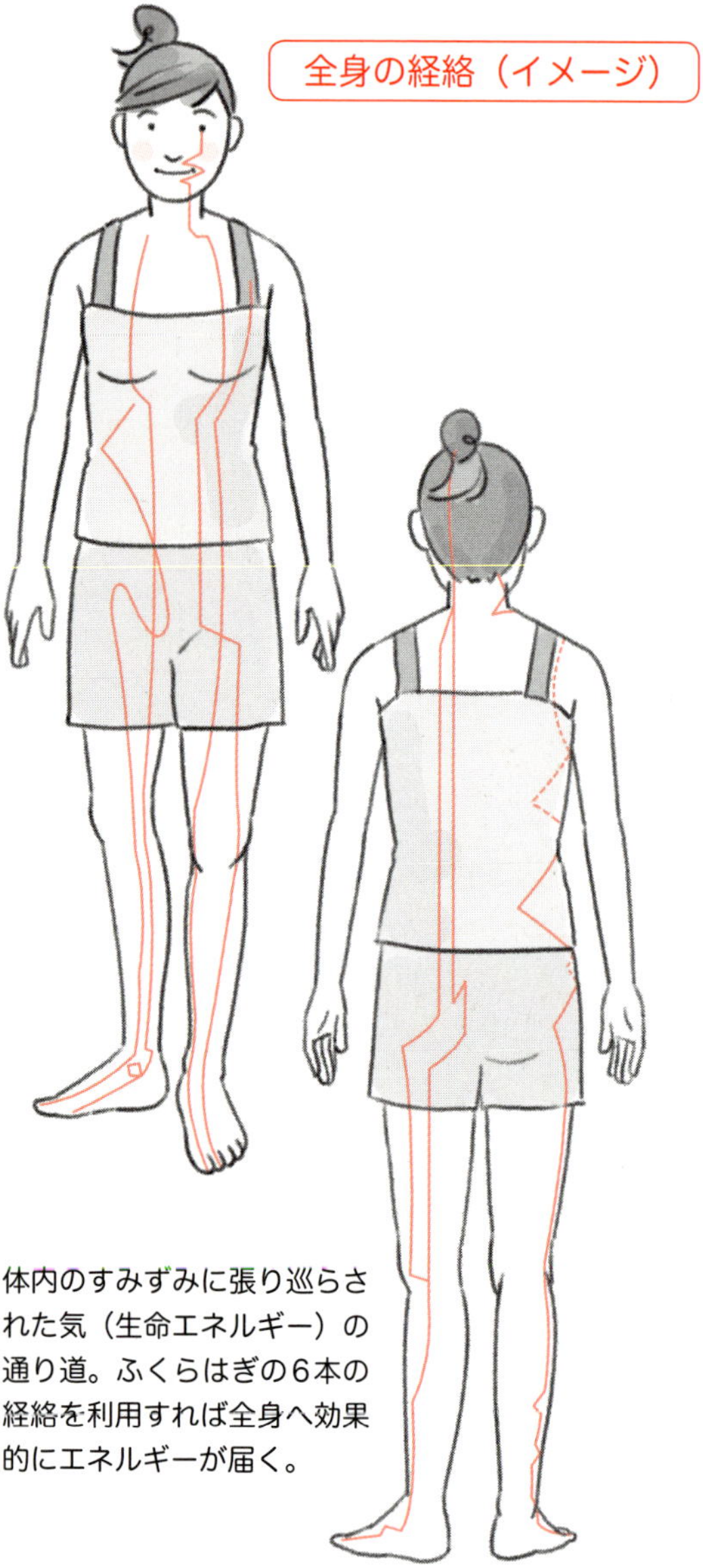


体内のすみずみに張り巡らされた気（生命エネルギー）の通り道。ふくらはぎの6本の経絡を利用すれば全身へ効果的にエネルギーが届く。

Column

## ツボや経絡の位置は個人差がある

経絡は、書物などに線状に図示されているのを、見たことがある人も多いでしょう。しかし、この線は、あくまでも経絡の中心を示しており、その線から少しでも外れたら反応が出ないとか、効かないとかいうものではありません。その一帯であれば、十分、反応も出るし、治療効果も得られます。

実際の経絡は、一定の面積をもった帯状のものと考えていいでしょう。もともと経絡もツボも、ガッチリと固定されたものではなく、人によっても細かい経路は違いますし、そのときどきの体調などにより、一定の範囲内を移動することもあります。「昨日はこのラインだったけど、今日はちょっと内側だな」ということもあるのです。その意味でも、経絡は一定の幅をもってとらえるという視点が大切です。

このような視点で、本書では、下腿に走る６本の経絡を、Ａ～Ｆという６つの帯状のゾーンと位置づけました。「経絡の線から外れたら、効果がないのでは？」「ツボの位置が正確にわからないとダメなのでは？」と心配しなくても、大丈夫。ゾーンの位置を帯状につかみ、気楽にそのラインを押してみてください。

気持ちよさや痛み、こわばりなど、何らかの反応の出るところがあなたのゾーン（経絡）、あなたのツボです。

## 冷え症に特効！　むくみも撃退！

体の下のほうにあるふくらはぎは、冷えやすい場所です。同時に、余分な水分がたまってむくみやすい場所でもあります。

冷えとむくみは、別の現象としてとらえられがちですが、密接な関係があります。血液は、酸素や栄養分、水分とともに「熱（体温）」も運んでいるからです。

血流がスムーズで、常に体の中心部で温められた血液が末梢に流れ込んでくる人は、冷えとは無縁でいられます。

逆に、ふくらはぎに血液がたまってなかなか動かない人は、温かい血液が流れ込んできませんから、むくみとともに冷えに悩まされることになってしまうのです。

冷え症の人は、毛細血管を特別な顕微鏡で観察してみると、毛細血管がつぶれて見えなくなっていることが多くあります。実際になくなっているのではなく、平たくつぶれて見えないのです。そこで体をしっかり温めると血流が再開し、再び毛細血管が見えるようになります。

そして血流が悪ければ当然、皮膚もカサつきやすくなります。つまり、ふくらはぎの冷え、むくみ、皮膚のカサつきは、三つどもえで起こっていると考えられるのです。

それに対し、冷えにはこの方法、むくみにはこれ、乾燥には……という対症療法が、あまり効率的でないことはおわかりいただけるでしょう。

それらすべてを、一度に予防・解消できるのが、下からの遠回りな治療法であるふくらはぎのマッサージやケアなのです。

足の冷えは、人が四足歩行から直立二足歩行になったために抱えるようになった宿命のひとつともいえます。

それに対抗するための強力なツールが、「ふくらはぎの筋ポンプ」といってもいいでしょう。冷えは、東洋医学では「未病《みびょう》（本格的な病にいたる前の予備軍）」ととらえますが、現代医学では通常、病気ととらえません。

しかし、最近は免疫力の観点から、現代医学でも冷えや低体温を問題視するようになっています（P.68参照）。

ふくらはぎの冷えやむくみ、乾燥を、ふくらはぎだけの問題ととらえずに、全身の血行不良やそれによる免疫力低下の現れと見ることが大切です。

がんこな冷えやむくみに悩んでいる人は、通常のマッサージとともに、第3章の温熱ケアを組み合わせると効果的でしょう。

ただし、そうしたふくらはぎのケアやマッサージを行っても、なかなかひどいむくみが解消されない場合は、何らかの病気が潜んでいるおそれがありますから、医療機関を受診して確認するようにしてください。

できることから少しずつ、生活に取り入れていくことが重要です。

# 腰痛を心地よく癒す

腰痛はさまざまな原因から起こりますが、血行不良や筋肉のこわばりなどが大きな原因となっている場合、ふくらはぎへの刺激が威力を発揮することがあります。

日ごろの診療では、腰痛の人に対して、痛む部分へのケアやハリ治療などを行いますが、それだけではなかなか思うように改善しない例も多いものです。

そんなとき、しっかりおふろに入って下半身を温める習慣をつけたり、毎日、ふくらはぎをマッサージやケアしたりすることで、改善されることが少なくありません。

それこそ一見、遠回りのようですが、これらによって血流がよくなり、腰の痛みにがぜん効果を発揮するのです。即効性はなくても、根本的な解決に結びついていくでしょう。

腰痛に対するふくらはぎのケアとしては、とくに第1章で紹介したゾーンのうち、ふくらはぎのほぼ真ん中を走っているAゾーンへの刺激が効果を示しやすいといえます。Aゾーンにつながる経絡である膀胱経《ぼうこうけい》は、足の後面からそのまま腰に走っているからです。ツボとしては、Aゾーンの承山《しょうざん》、承筋《しょうきん》などがとくに効果的です。

慢性的な腰痛に悩んでいる人は、ふだんからふくらはぎをもみ鍛え、ふくらはぎ力を高めておくことが、有効な腰痛対策になるでしょう。

## ひざの痛みにこんなに効く！

ひざの痛みは、組織の明らかな損傷から起こる場合もありますが、一般的に最も多いのが、受診しても「加齢のせい」といわれてしまうケースです。その多くは、軽度の変形性膝関節症《へんけいせいしつかんせつしょう》で、女性に多く見られます。これは、進行すると手術などの対象になりますが、軽度のうちは、現代医学ではこれといった根本的な治療法がないのが悩ましいところです。

この種のひざ痛を訴える人の共通点は、ひざの内側の痛みを訴えやすいことです。そういう患者さんの足をよく観察すると、共通点として靴のかかとの外側がへっています。加齢とともに足の内側の筋肉が衰えてO脚になることが、発症や悪化の一因になっているのです。

ここに、ふくらはぎの筋肉のかたさも影響しています。

筋肉は、かたくて血行不良であるほど衰えやすいうえ、ふくらはぎがかたくこわばっていると、ひざの周囲の筋肉を引っ張ってよけいな負担をかけてしまうからです。

したがって、ふくらはぎのマッサージやケアで「ソフトでしなやかなふくらはぎ」をつくることが、ひざ痛の緩和につながります。ひざが痛くて直接触れないときも、ふくらはぎのマッサージやケアならできますので、ぜひお試しください。腰痛と同じく、第1章で紹介したAゾーンのマッサージと美脚マッサージ（P．46参照）が、とくに効果的です。

また、ひざ痛との関連で知っておくと便利なのが、「ひざ裏のふくらみ」が、ひざの老化度や衰えを反映するということです。ひざ裏の中央、ちょうど委中《いちゅう》というツボを中心にした部分は、筋肉や骨がない場所で、若くて健康な人のひざ裏を見ると、平らか、へこんでいる様子を見ることができます。

ところが、年齢とともに、あるいは循環が悪くなると、ここに不要な老廃物や水分がたまってぷっくりとふくらんでくるのです。

なめらかな丸いふくらみなら、まだよいのですが、ボコボコとしたカリフラワーや大福状のふくらみは老廃物が多いことを示しており、ひざ痛の予備軍と考える必要があります。

こういう場合にも、前述のマッサージが効果的ですが、併わせて、ペットボトルを使った手作り湯たんぽ（P．97参照）などでひざ裏を温めるのもおすすめです。

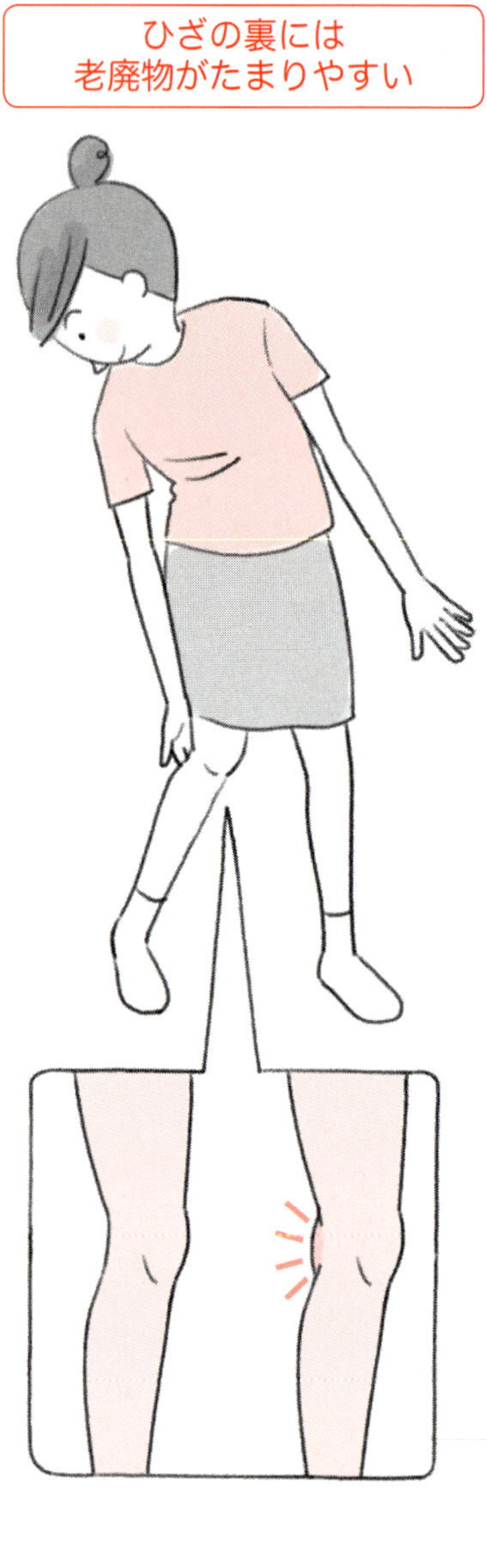

ひざの裏には
老廃物がたまりやすい

Column

## 静脈瘤やその予備軍があったら……

ふくらはぎチェックの一環として、静脈瘤《じょうみゃくりゅう》にも触れておきます。静脈瘤（下肢静脈瘤）とは、足の静脈が皮膚表面にボコボコと浮き出る症状をいいます。症状としては、足の重苦しさ、腫れたような不快感、むくみ、かゆみ、足がつりやすい、などが起こります。血液がたまったところでは、皮膚が変色することもあります。

逆流を防ぐ静脈の弁の働きが、何らかの原因で弱くなって起こる症状で、とくに中高年の女性に多く見られます。静脈瘤の予備軍として、糸ミミズ状の細い血管が皮膚表面に見える「細絡」という症状が出ることもあります。

静脈瘤自体が命に関わるわけではありませんが、これによってますます血流が悪くなるので、早めに対策を講じることが大切です。ある程度ハッキリと症状が出ている場合は、チェックするまでもなくわかりますが、初期の軽いものや予備軍の細絡は、よく見ないとわからないこともありますので、この機会にチェックしてみましょう。

程度の重い静脈瘤は、手術やそのほかの医学的治療が必要ですが、軽いものや予備軍であれば、ふくらはぎを中心としたマッサージやケアが改善や悪化防止のために役立ちます。

本書で紹介している方法も効果的です。ただし、静脈瘤がある場合、患部そのものには触れないでください。本書では、足やその他の部分からふくらはぎに働きかける方法も多く紹介してありますので、患部に触れないケアを選んで行うといいでしょう。

## 不眠症解消効果もバッチリ！

現代人には、寝つきが悪い、眠りが浅くてすぐ目覚める、熟睡感がないといった不眠症に悩む人が多く見られます。これらに対しても、意外に思われるかもしれませんが、ふくらはぎへのマッサージやケアがすぐれた効果を発揮します。

その理由のひとつは、ふくらはぎの筋ポンプを活用することで、末梢の血管が開かれ、血行がよくなること。不眠を訴える人の多くは、手足などの末梢が血行不良に陥って冷えています。ふくらはぎのケアで、それが改善され、血行が促されて体温が上がってくると、不眠症も改善・解消されます。

もうひとつの理由として、ふくらはぎへの心地よいマッサージによるリラックス効果もあげられます。不眠に陥る人のほとんどは、自律神経《じりつしんけい》（自分の意思とは無関係に生命活動維持のために働いている神経）のうち、緊張状態を作り出す交感神経の働きが強くなっています。ふくらはぎへの心地よい刺激は、その緊張をやわらげ、リラックス状態を作る副交感神経の働きを高めて、自然な眠りに導くために役立ちます。

第1章にあげた方法のうち、不眠には、とくにFゾーンへのマッサージが効果的です。おふろの中やおふろ上がり、寝る前などに行うと、よりいっそう効果が期待できますので、ぜひお試しください。

## 女性の症状をやさしく改善

東洋医学では、滞《とどこお》った余分な血液のことを「瘀血《おけつ》」といいます。女性特有の月経不順や月経痛、更年期障害、子宮や卵巣の症状・病気は、この瘀血が原因となって起こることが多いのです。これらのうち、本格的な病気や重い症状は、婦人科にかかって専門的な治療を受ける必要がありますが、月経不順や月経痛、軽い更年期障害などは、ふくらはぎのマッサージやケアで改善できることも多いのです。ふくらはぎは、血液が滞りやすい場所であるうえ、女性の症状に効果的な経絡《けいらく》が集中して走っている場所でもあるからです。

瘀血の改善・解消に効果的な代表的な経絡・肝経《かんけい》は、下腿内側の脛骨《けいこつ》という骨の上を走っています。第1章でいえば、Fゾーンに当たる部分です（P.40参照）。ここをじっくりもみほぐせば、女性特有の症状には大きな効果が期待できます。また、内くるぶしから指の幅4本分上（ひざ方向）にある三陰交《さんいんこう》というツボは、Fゾーン、Bゾーン（腎経《じんけい》）、Dゾーン（脾経《ひけい》）の3つのゾーンが交わるところに位置するツボで、婦人科系トラブルの改善に効果的です。実際に、三陰交を刺激しはじめて、ひどかった月経のトラブルがなくなった人や、不妊に悩んでいた人が妊娠に成功した例が少なくありません。

このように、B、D、Fの各ゾーンを刺激することで女性特有の症状が改善されていきます。そのときどきで、痛みやこわばりの強いゾーンを、念入りにほぐしておくといいでしょう。

## 免疫力や自然治癒力もアップ

私たちの体には、病原体や異物に対抗する免疫力や、病気やケガから自分の力でよくなろうとする自然治癒力が備わっています。そうした力を高め、維持することは、病気の予防や治療、健康維持のために最も基本的で、かつ効率のいい方法です。

高齢化社会を迎えて、生活習慣病がふえ続ける今、免疫力や自然治癒力をテーマにした健康法や著作がふえ続け、注目されるのも無理はないといえるでしょう。

免疫力や自然治癒力を高める基本対策として、広く知られているのが、体温（平熱）を高めに保つことです。

体温が低すぎると、免疫力や自然治癒力は働きにくくなります。逆にいうと、体温を上げることで、白血球などの免疫細胞の働きが活発になります。しかも、血流がよくなって、必要なときに必要な場所に免疫細胞が駆けつけられるので、その意味でも免疫力が高まるのです。

では、どのくらいの体温があれば安心できるのでしょうか。いくつかの説がありますが、一般的には、口で測った体温で36・5℃程度、わきで測った体温で36・3℃程度を目安にするといいでしょう。

それ以下の人は、日ごろから体温を上げるよう努めたいものです。とくに、最近では平熱が35℃台の人が少なくないようですが、少なくとも36℃台にすることを課題にしてください。

体温を上げるには、体を冷やす冷たい飲食物を控えめにしたり、適度な運動を心がけたり、入浴してじっくり温まる習慣をつけたりすることが役立ちますが、もっと根本的な意味で大切なのが、ふくらはぎ力を高めることです。いくら全身を温めても、下のほうに行った血液が返りにくい体では、入浴や運動を終えるとすぐに「冷めて」しまうからです。

逆に、ふくらはぎ力を高め、維持しておけば、日ごろの歩行や立ち居振る舞いだけでも筋ポンプが働きやすくなり、自然と体温が高めになります。先にも触れた通り、血流のいい体ほど、血液が「熱」を運んでくれるため、体温が高く保たれやすいのです。

ふくらはぎのマッサージやケアが、免疫力の向上に役立つ理由がもうひとつあります。

それは、前項でも触れた自律神経との関係によるものです。新潟大学の安保教授らの研究では、自律神経と免疫細胞の活性とに深い関係があることがわかっています。緊張状態を作り出す交感神経の働きが強いときは、白血球のうち炎症などを起こす作用を持つ顆粒球《かりゅう》が、リラックス状態を作り出す副交感神経の働きが強いときは、病原体から体を守るリンパ球が、それぞれふえて活性化します。また、顆粒球とリンパ球の比率も、体の治癒力を考える際にはとても重要とされています。

ふくらはぎを心地よく刺激することは、副交感神経の働きを高めますから、その意味でも、免疫力の強化につながると考えられるわけです。病気にかかりにくい体、かかったら治りやすい体をつくるために、ぜひ日ごろから、ふくらはぎのマッサージやケアをしておきましょう。

## 下半身が引き締まる！ ダイエットにも有効

ここまで健康効果を中心にお話ししてきましたが、ふくらはぎへの刺激は、ダイエットにも大いに力を発揮します。まず第一に、ふくらはぎそのものを引き締める効果があります。

この効果を確かめるには、ふくらはぎのマッサージやケアを行う一方で、ふくらはぎのサイズを測っておくといいでしょう。測り方は、座って足の裏を床につけた状態で、ふくらはぎから余分な力を抜き、自分の目で見て一番太いところの周囲をメジャーで測ります。

角度が斜めにならないよう、すねのラインに直角な線上を測ってください。イスに座って測っても、床に座って測ってもけっこうですが、どちらかに統一しましょう。

最も著しい場合は、ふくらはぎのマッサージやケアを行う前とあとで、サイズが1～2㎝変わる場合もあります。これは、主にふくらはぎにたまった水分の流れが促された結果です。

ちなみに、それほど極端でなくても、ふくらはぎマッサージやケアを続けていると、むくみや脂肪太りでふくらはぎが太くなっている人は、次第に引き締まってきます。

ただし、むくみのひどい人の場合は、測る時間帯によってサイズが大きく日内変動する場合もありますので要注意。あらかじめ、前述の要領で朝と晩のふくらはぎのサイズを測ってみると、ご自分のむくみの程度がわかります。朝のサイズより、夜に2㎝以上太くなっていたら、かなりむくみがひどいと判断されます。その場合は、ふくらはぎマッサージを続けながら、まず朝晩の差を少なくしていくことからはじめましょう。

差が少なくなるほど、時間帯を問わずふくらはぎ自体が引き締まっていきます。

こうした局所的な作用のほかにも、ふくらはぎマッサージは足全体を美脚にする効果を発揮します。不要な水や老廃物がたまったふくらはぎを動かして、その流れを促すことで、太ももを含めた足全体の代謝がよくなるからです。この目的でマッサージを行う場合は、P．46で紹介した美脚マッサージがとくに効果的です。

さらに、ふくらはぎのエクササイズで筋肉がふえると、体の基礎代謝（安静にしていても消費するエネルギー）を高めることにもつながります。基礎代謝は、一般に筋肉の量に比例してふえ、これが高いほど「太りにくくやせやすい体」になれます。

つまり、ふくらはぎ力がつけば、局所と全身の両方のダイエットに有利な体になれるのです。

### ふくらはぎのサイズの測り方

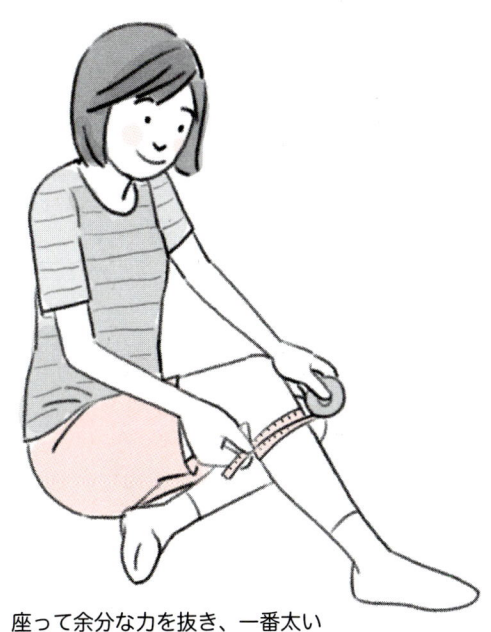

座って余分な力を抜き、一番太いところを測る（すねのラインと直角に）

## どんどん歩ける！　全身バランスも整える

ふだん私たちは、とくに意識せず何気なく歩いていますが、実は歩くという動作は、いくつもの筋肉が絶妙のタイミングで連動することで成り立っています。中でも、ふくらはぎにある腓腹筋《ひふくきん》とひらめ筋は、前進するため、つま先で地面をけり出す動きを支えています。歩くための推進力となる重要な動きを、ふくらはぎの筋肉が担当しているわけです。

ですから、逆にいうと、ふくらはぎの筋肉が衰えると、歩くことがひじょうにつらくなります。これをそのままにしておくと、「ふくらはぎの筋力低下→歩くことがおっくう→ますます筋力低下」という負のスパイラルに入ってしまいます。

とくに高齢者の場合は、「ふくらはぎの筋力低下→転倒しやすくなる→寝たきりに近づく」というプロセスをたどることもあるので、事態は深刻です。

かといって、歩くのがつらくなっている人に「頑張って歩け」といっても、酷ですし、続くとは思えません。

そんな場合でも、入浴など、生活に簡単に取り入れられる方法なら、実行しやすいでしょう。ぜひ第3章を参考にしながら、ふくらはぎの流れをよくしていきましょう。

とくに、ふくらはぎを触ってかたい人、痛い人は、「やわらかいふくらはぎ」「痛くないふくらはぎ」をめざして、マッサージやケアをやってみてください。

無理に義務感で歩こうとしなくても、やわらかくて痛くないふくらはぎになれば、自然に「歩こうかな」「歩いてみよう」「歩きたい」と思えるようになってきます。そうなったら、転倒などには十分気をつけて、楽しみながら歩ける範囲で歩きましょう。

ふくらはぎの筋肉がしっかりしてきたら、転倒や歩行に伴う痛みなどのトラブルも起こりにくくなります。

ただし、こまめにふくらはぎをチェックして、こわばりなどがあったら、マッサージやケアをしておきましょう。

もともと歩行に問題がない人や、ある程度歩けるようになった人に、さらなるふくらはぎ力を得るためおすすめしたいのが、「デコボコ」の道やスペースを歩くことです。でこぼこのところを歩くときには、足底がいろいろな角度になったり、つま先立ちを強いられたりします。こうした複雑な動きのすべてを支えているのは、ふくらはぎを中心とする下腿の筋肉です。

ですから、歩きにくいデコボコ道を歩くほど、知らず知らずふくらはぎ力が鍛えられるのです。庭や近くの公園などに、踏みしめられるデコボコスペースがあれば踏んでみましょう。

ハイキングや登山をして、山道を踏みしめるのもいい方法です。

従来からの中高年登山のブームに加え、最近は若者にも「山ボーイ・山ガール」がふえているようです。年齢を問わない山ブームは、ふくらはぎ力アップのためにも喜ばしいことです。安全に十分気をつけたうえで、どんどん山歩きをしてふくらはぎ力を高めましょう。

## 「夜のふくらはぎ力」——性的感度や能力もアップ

以上、医学的な見地を中心にお話ししてきましたが、最後に少しリフレクソロジー（足の反射療法）から見たふくらはぎ力についても触れてみたいと思います。

ふくらはぎの一番下、アキレス腱の両側部分は、リフレクソロジーでは背骨を支える脊柱起《せきちゅうき》立筋《りつきん》に相当します。また、それにつながるかかとは、骨盤腔内《こつばんくうない》に当たります。そう考えると、アキレス腱からかかとにかけてキュッと美しく引き締まっているほど、ウエストがくびれ、腰が強く骨盤腔内も健全で、「生物学的」に好ましいといえます。

一方、男性のチェックポイントとして重要なのが、ふくらはぎからは外れますが、足の親指の裏側にある拇指裏横紋《ぼしうらおうもん》にあるツボです。足の親指の指先から1本目の横ジワの中央にあるツボで、睾丸《こうがん》に相当します。ですから、歩くときにここがしっかり刺激されている男性ほど、性的に強い可能性があります。最近は足の指先を跳ね上げて歩く男性が多いのですが、そういう歩き方ではどんどん「男性力」が衰えることになります。

そして男女ともに、リフレクソロジーの理論では、骨盤腔内と連携しているのが、ふくらはぎ後面です。したがって、どんな方法であれ日々ふくらはぎをケアすることは、骨盤腔内への刺激となり、生殖能力や性感を高めるためにも役立ちます。ときには「夜のふくらはぎ力」のために、パートナーと一緒にふくらはぎマッサージをしてみてはいかがでしょうか。

## ふくらはぎ刺激でこんな症状も撃退！

◉疲れ目

ふくらはぎから遠く離れている目の症状でも、経絡《けいらく》の力で刺激が伝わって効果を発揮します。疲れ目には、とくにFゾーン（P．42）へのマッサージやケアが効果的。

◉頭痛

頭部の全体的な痛みはEゾーン（P．38）、肩こりや疲れなどからくる頭痛ならAゾーン（P．22）へのマッサージが軽減・解消に役立ちます。頭痛持ちの人は、ふだんから習慣的に刺激しておくと予防にもなります。ただし、頭痛は重大な病気でも起こるので、経験がないほど激しいときは早めに受診を。

◉肩こり

血行不良から起こる肩こりは、ふくらはぎ刺激で速やかに治りやすい症状でもあります。ふくらはぎ全般のマッサージも有効ですが、とくにAゾーンを念入りにもむと、肩に到達する経絡が刺激されて効果的。

◉便秘・下痢

薬なら別の種類が必要になる便秘と下痢ですが、ふくらはぎ刺激はその両方に効きます。便秘のときも下痢のときも、Dゾーン（P．34）を刺激すればほどよく便通が整ってきます。

Column

## 着圧ストッキングは使いすぎに注意

静脈瘤やむくみの治療に使われる「着圧（弾性）ストッキング」というものがあります。引き締め効果を持つ薄手のハイソックスで、下腿に適度な圧を加えて、静脈瘤やむくみを改善しようというものです。これは医療用ストッキングで、医師が静脈瘤の治療目的に処方するのであれば、問題ありません。

一方、一般の薬局などでも、同じような機能を持つハイソックスが売られており、着圧ストッキングとかサポートストッキングと呼ばれています。むくみに悩む女性には人気で、「仕事中はずっと装着している」という人もいるようです。

しかし、着圧ストッキングを長時間、毎日はきっぱなしでいることは、実はおすすめできません。というのは、着圧ストッキングは、あくまでもむくみ症状を抑えるだけの対症療法であって、むくみの根本原因に働きかけているわけではないからです。極端な場合、連用しすぎると、ふくらはぎの筋肉が衰える危険性もあります。本来は、筋肉によって血液や水分を循環させるべきところを、ふくらはぎがストッキングに頼りすぎてしまう結果です。個別に使い方を指導している医療用でも、病態の重症度にもよりますが、実は「いつ中止するか」に慎重な判断が必要になるアイテムでもあるのです。つらいとき一時的に、あるいは生活の中で部分的に使うのにとどめながら、自分でも積極的にふくらはぎのマッサージやエクササイズを行うのが上手な利用法です。なお、医療用で用いられているときは、重症な場合など、個々にさまざまなケースがありますので、実際の使用に際しては専門の医師の指導に従うようにしましょう。

# 第3章

Fukurahagi-Power

# ふくらはぎ力倍増！エクササイズ&温熱ケア

最高の
ふくらはぎをつくる
特効メソッド

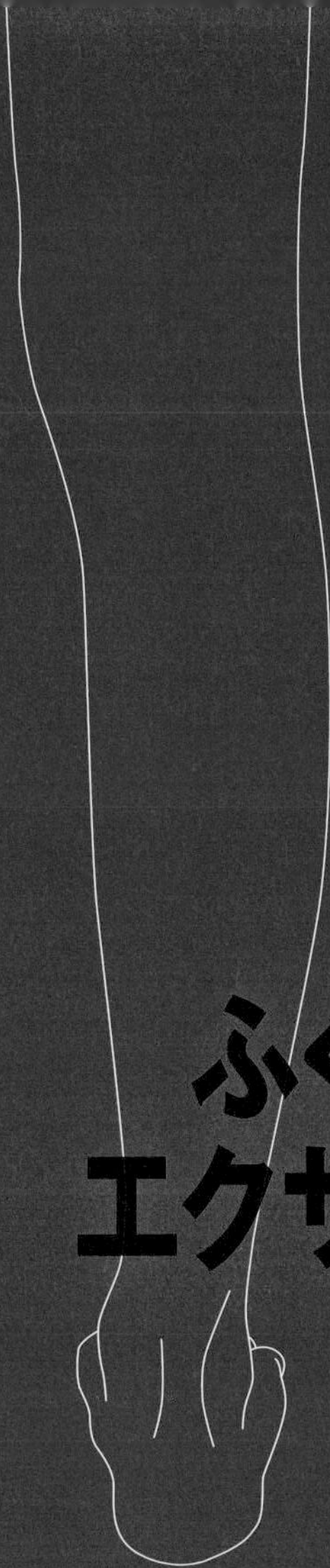

# 全身にエネルギーを届ける「ゾーンストレッチ」

## ツボの道すじを気持ちよく伸ばす！

ここからは、「全身を使ってふくらはぎ力を強化する」というアプローチを紹介していきます。

本書のふくらはぎメソッドでいう「ゾーン」のもとになっているのは、東洋医学の「経絡《けいらく》」です。

経絡は、これまでにもお話ししてきましたが、生命エネルギーである「気《き》」の通り道です。

そして、とりわけそのふくらはぎ部分をクローズアップしたメソッドを紹介していますが、実際には経絡は全身に通っています。

全身を動かして、その流れをよくするのがゾーンストレッチです。

特別な動きや難しい動きではなく、どれもシンプルで簡単な動作ですが、経絡の気の流れを効率よく促せるようになっています。

気の流れがよくなれば、血液や水分の流れも自然によくなります。全身の循環を下支えするふくらはぎ力を育て、維持するためにも、ゾーンストレッチは大変効果的です。

## 2つのゾーンを同時に刺激「ゾーンストレッチ」

経絡には、表裏一体になっているペアがあります。経絡ともとにしたゾーンストレッチは、そのペア同士の経絡に効くようになっています。ゾーンでいうと、「A－B」「C－D」「E－F」が、それぞれ同時にストレッチできます。

第1章のチェックで、とくに痛みやこわばりを感じるゾーンがあれば、ペアのゾーンにも問題があることが多いのですが、ゾーンストレッチはその両方に効くのです。気になるペアのストレッチから、優先的にやってみてください。

ゾーンストレッチは、動作をしたら「静止して3回深呼吸→もとに戻す」というやり方で行います。一つの動作を、目安として3～5回ほど行うといいでしょう。

真のふくらはぎ力とは、第2章でお話しした「ポンプ作用」がしっかり果たせる筋肉があり、日々適切に使われていることを意味します。そのためには、全身の循環をよくするストレッチやケア、ふくらはぎの筋肉をつけるエクササイズを行いながら、筋肉をふやすのに必要な食事をとることが大切。

本章では、そうした全身的なふくらはぎ力アップのコツを紹介します。

どれも簡単で、今すぐ実行でき、継続しやすい方法ばかりです。興味があるもの、できるものから、ぜひ日常生活に取り入れてみてください。

Fukurahagi-Power

A/B ゾーン ストレッチ

# 前屈

シンプルな前屈運動ですが、ちょっとしたポイントに気をつけながらていねいに行うことで、より気持ちよくでき、効果的にA・Bゾーンを伸ばすことができます。

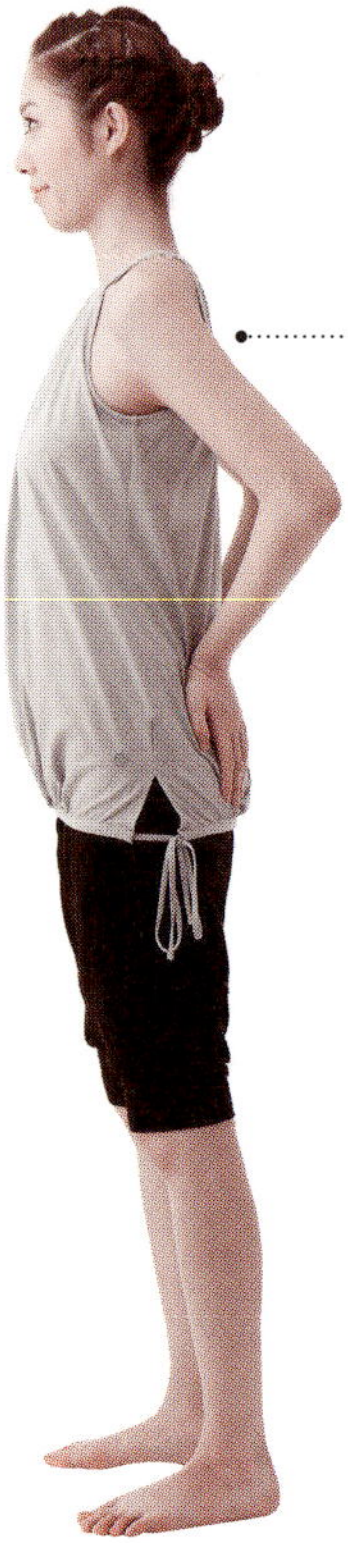

## 1 足を開いてまっすぐ立つ

足を肩幅に開き、背すじを伸ばして立ちます。

**Point**

背すじを丸めない

**Point**

首を両腕の間に入れる

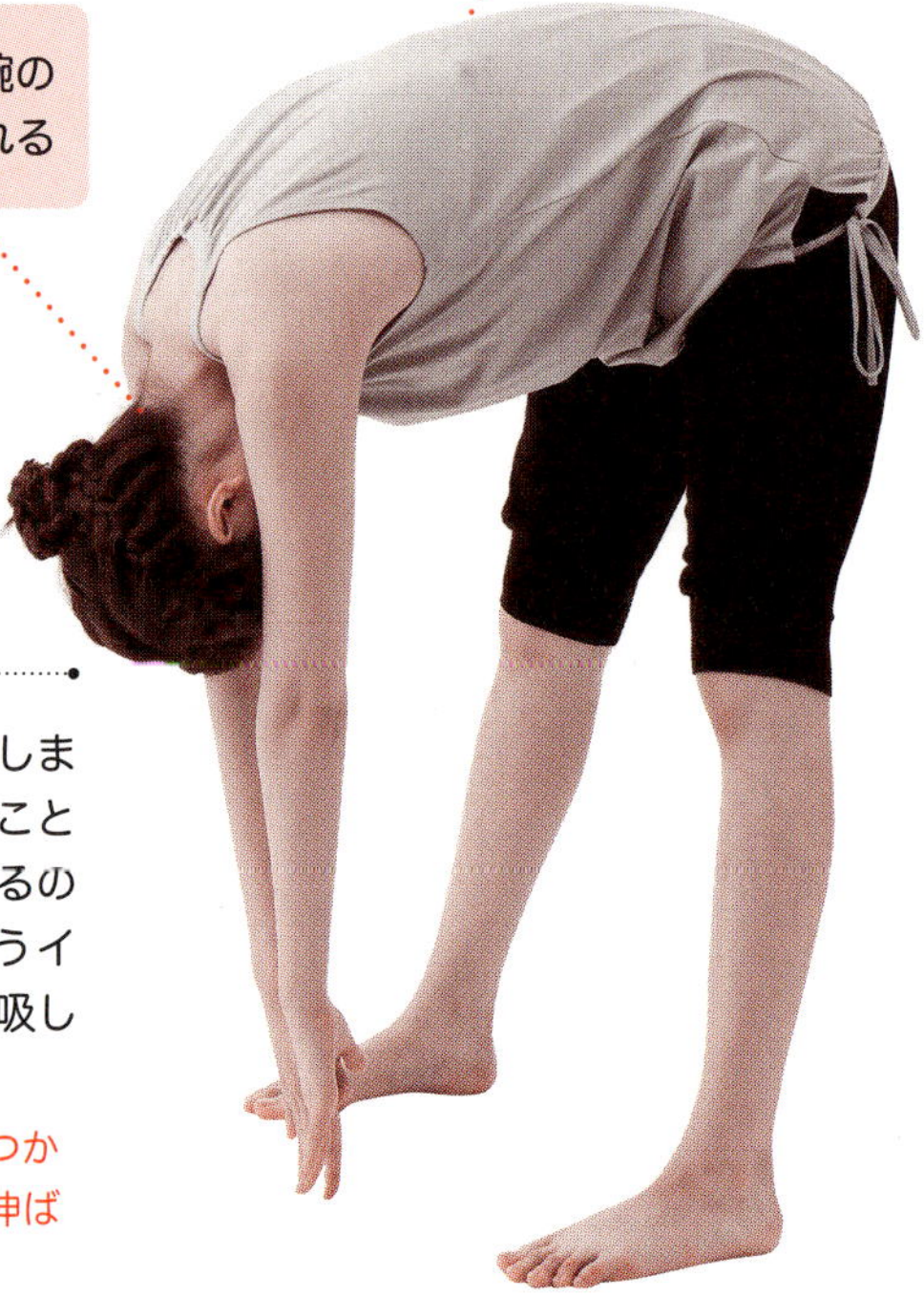

## 2 前屈する

上体を前に倒し、手を下に伸ばします。背すじを伸ばしたまま倒すことと、首（頭）を両腕の間に入れるのがポイント。耳と上腕がそろうイメージで。この姿勢で３回深呼吸して①に戻します。

＊手は床につくならつけますが、つかなくてもＯＫ。行けるところまで伸ばしてください。

A ゾーン

B ゾーン

# ひざ裏伸ばし

イスを使って行うストレッチ。足の背面が気持ちよく伸びます。ひざ裏伸ばしをやったあと再び前屈をやると、深く上体が曲げられるようになることが実感できます。

## 1 イスにかかとをのせる

安定したイスの前に立ち、一方の足のかかとをイスにのせます。

## 2 上体を曲げる

イスにのせた足のつま先を手前に上げます。ひざの少し上を両手で押しながら、少し上体を前屈させます。足の背面が伸びる感じを確かめながら行いましょう。この姿勢で３回深呼吸して①に戻します。反対の足も同様に。

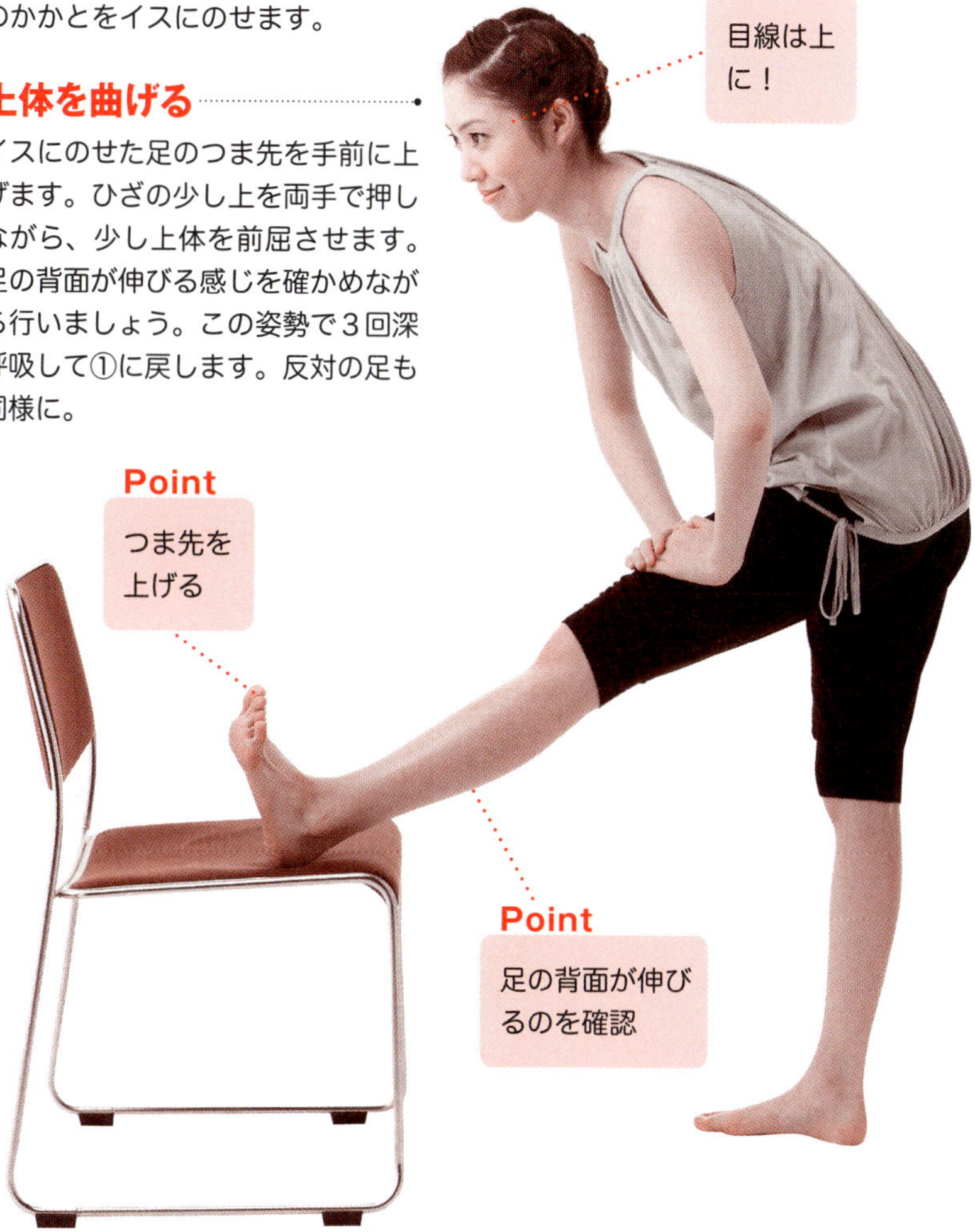

**Point**
目線は上に！

**Point**
つま先を上げる

**Point**
足の背面が伸びるのを確認

# 背中そらし

Fukurahagi-Power
C/D
ゾーン
ストレッチ

腰に手を当て、骨盤を支えながら背中を反らすストレッチ。前かがみになりがちな姿勢が心地よく改善されます。反らすときに腰を前に押しながら行うのがポイント。

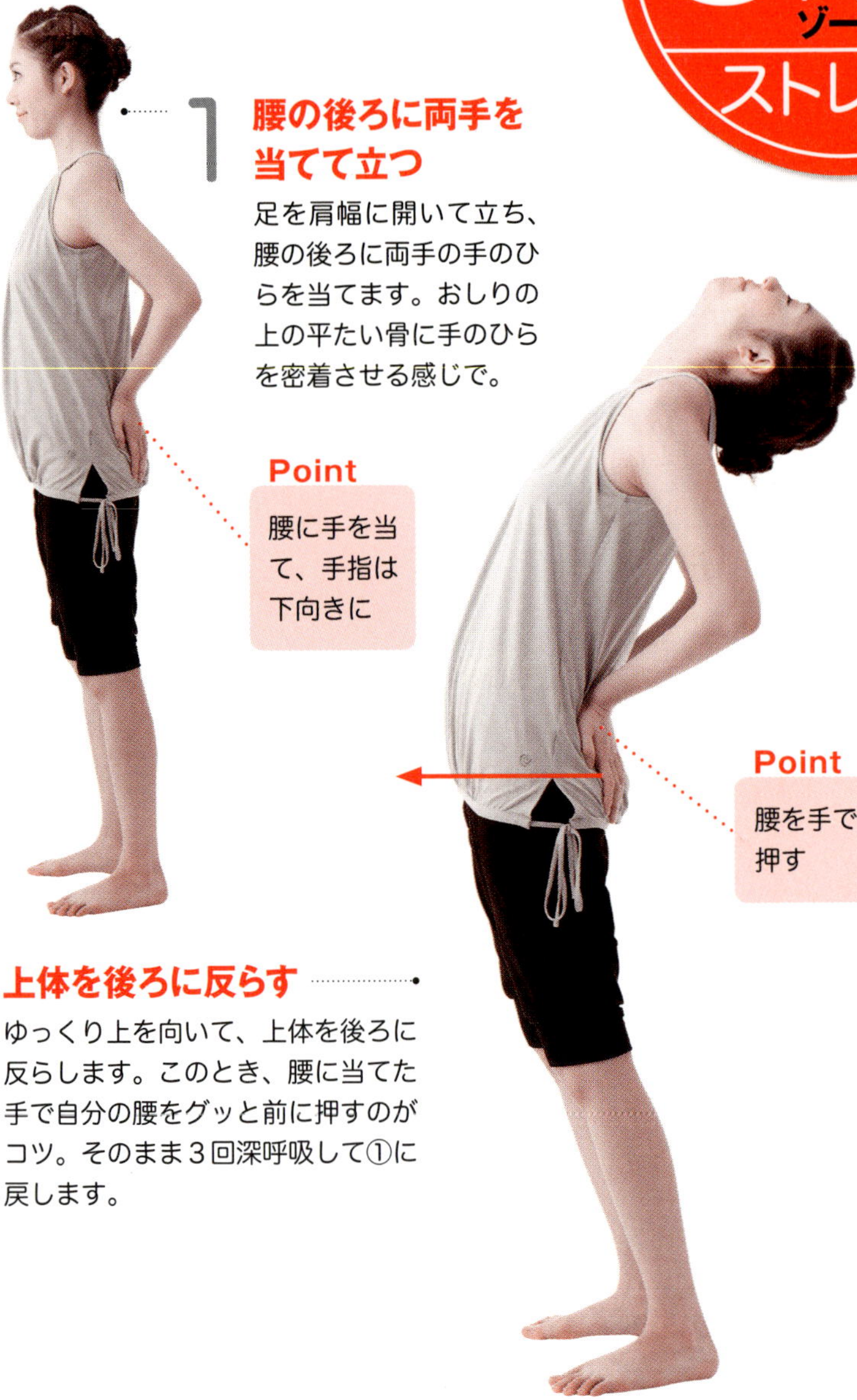

## 1 腰の後ろに両手を当てて立つ

足を肩幅に開いて立ち、腰の後ろに両手の手のひらを当てます。おしりの上の平たい骨に手のひらを密着させる感じで。

**Point**
腰に手を当て、手指は下向きに

**Point**
腰を手で押す

## 2 上体を後ろに反らす

ゆっくり上を向いて、上体を後ろに反らします。このとき、腰に当てた手で自分の腰をグッと前に押すのがコツ。そのまま３回深呼吸して①に戻します。

# 太ももの前面伸ばし

イスで体を支えながら、ひざを深く曲げてつま先を引き上げるストレッチ。体のそばで足を上げたあと、グッと離すのがポイント。脚前面のすじが気持ちよく伸びます。

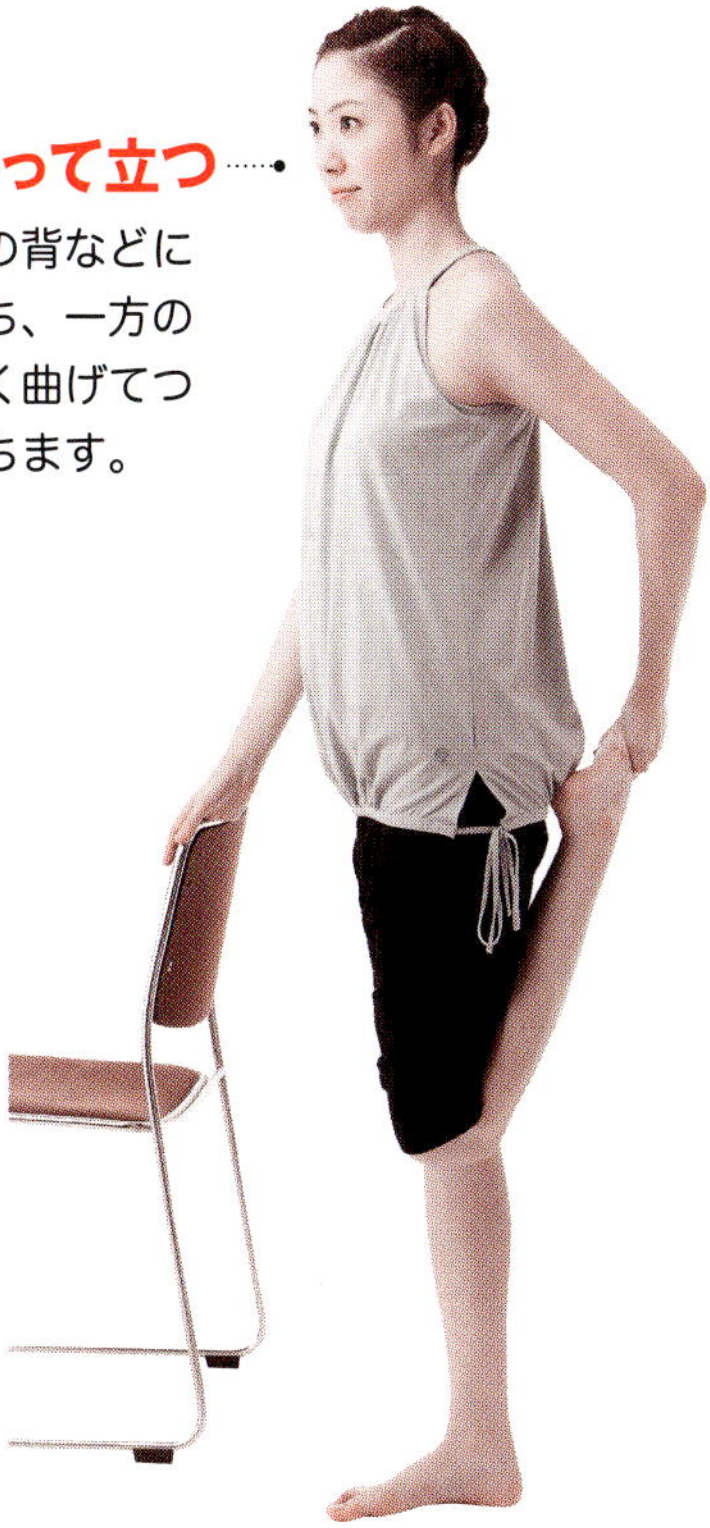

## 1 つま先を持って立つ

安定したイスの背などにつかまって立ち、一方の足のひざを深く曲げてつま先を手で持ちます。

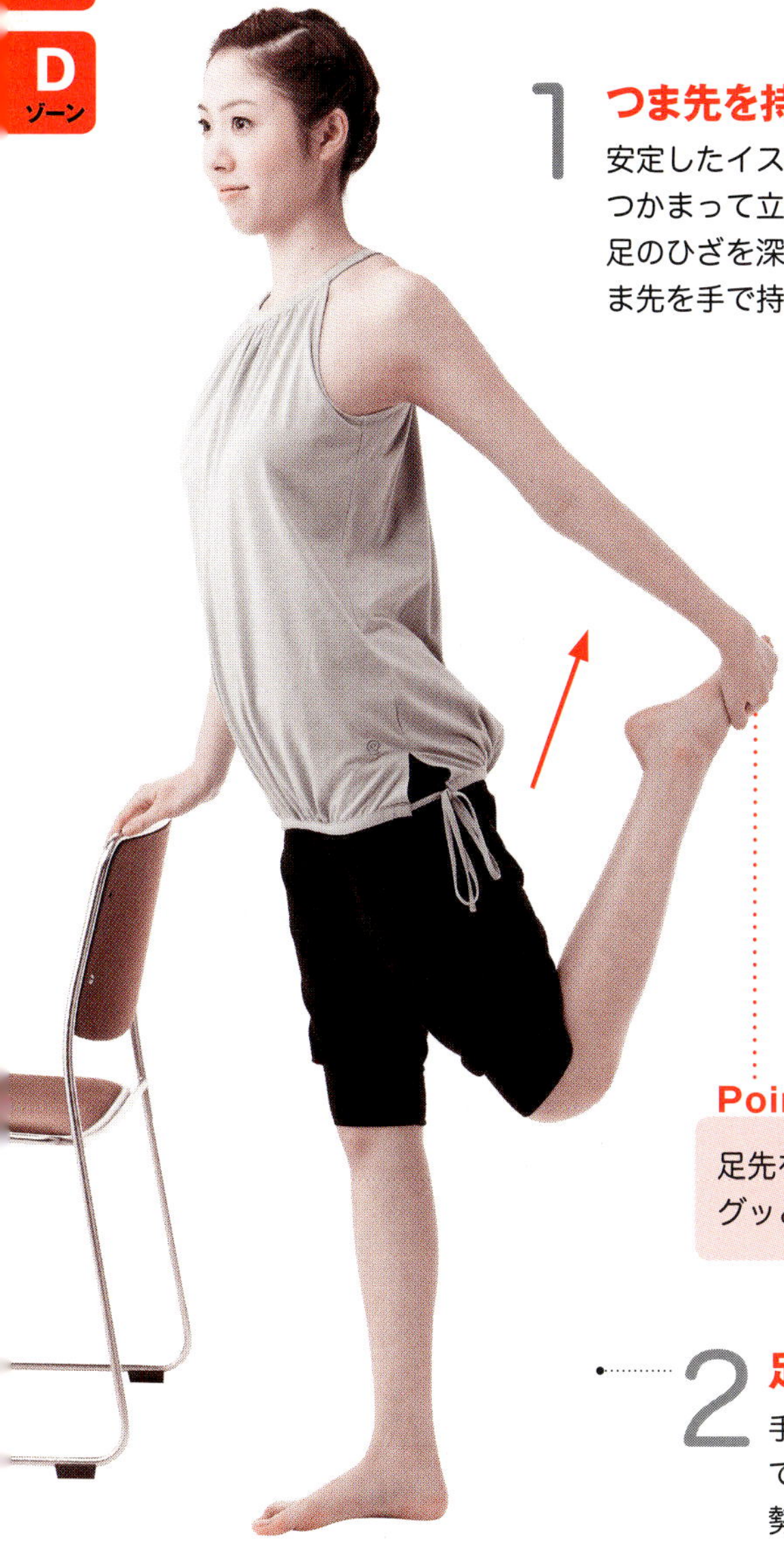

**Point**

足先を後ろにグッと引く

## 2 足先を後ろに引っ張る

手で足先をグッと後ろに引っ張り、できるだけ体から離します。この姿勢で3回深呼吸して①に戻します。

# 上体ひねり

上体を大きくひねって体の側面のこわばりを取るストレッチ。ふだん、ひねった姿勢で静止することが少ないだけに意外とハードですが、その分効果的。

Fukurahagi-Power
**E/F** ゾーン
ストレッチ

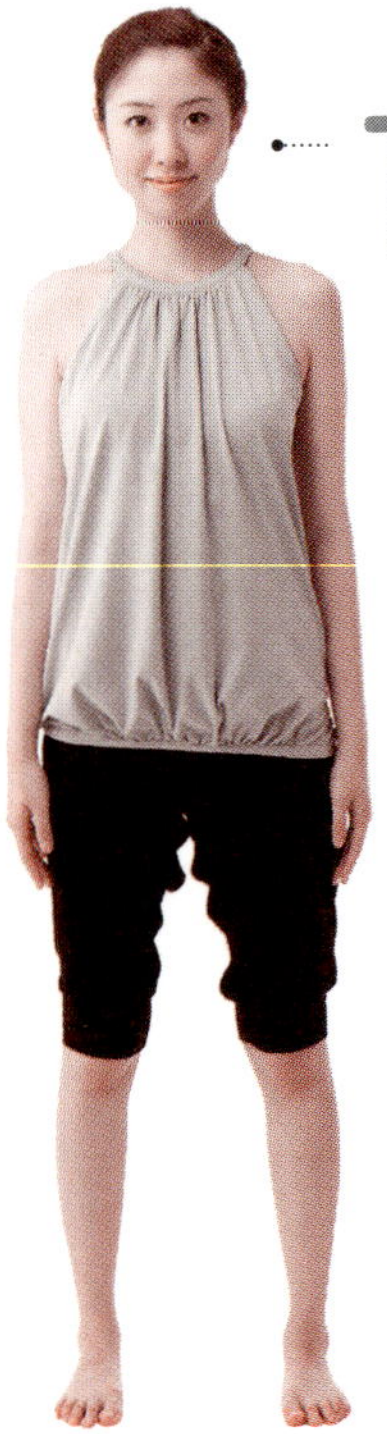

## 1 足を開いてまっすぐ立つ

足を肩幅に開いて立ちます。

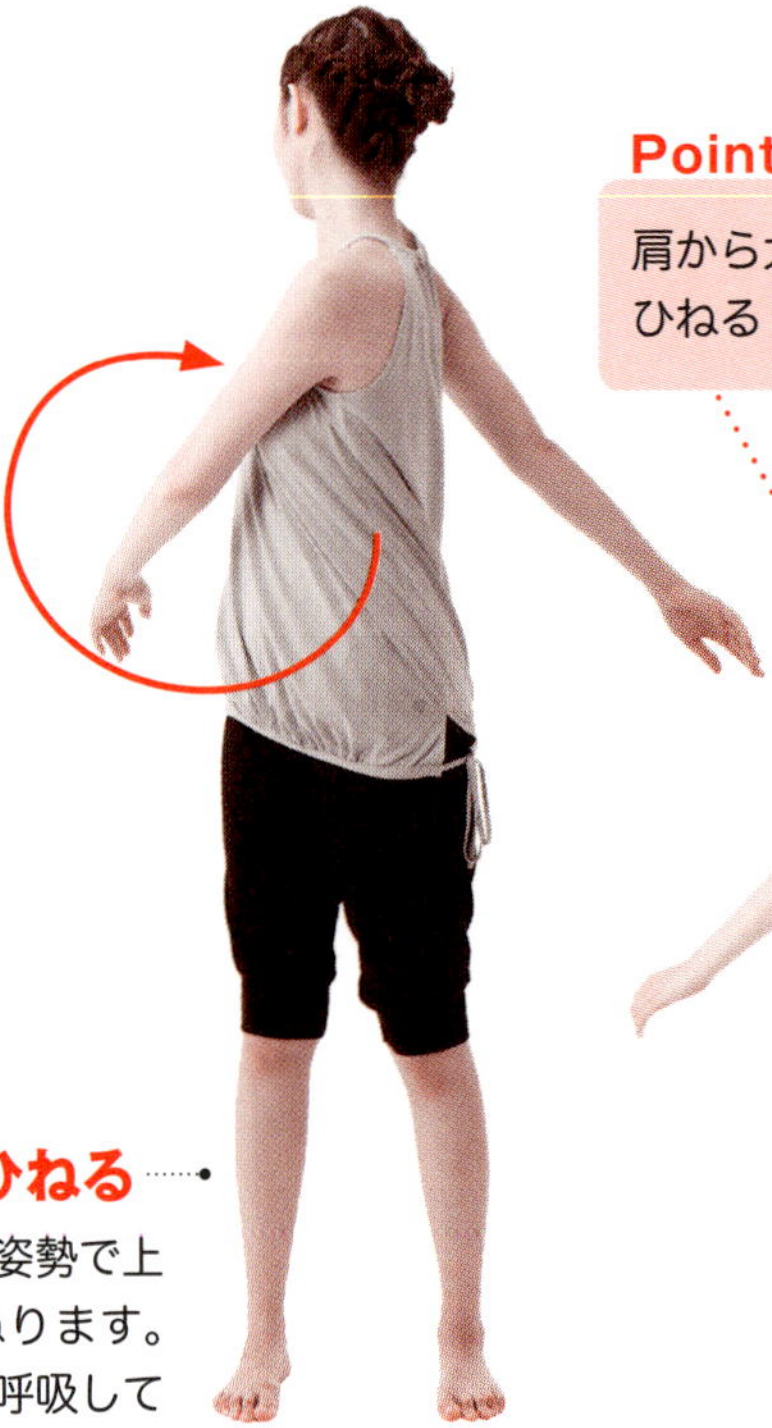

**Point**
肩から大きくひねる

**Point**
上体を確実に静止させる

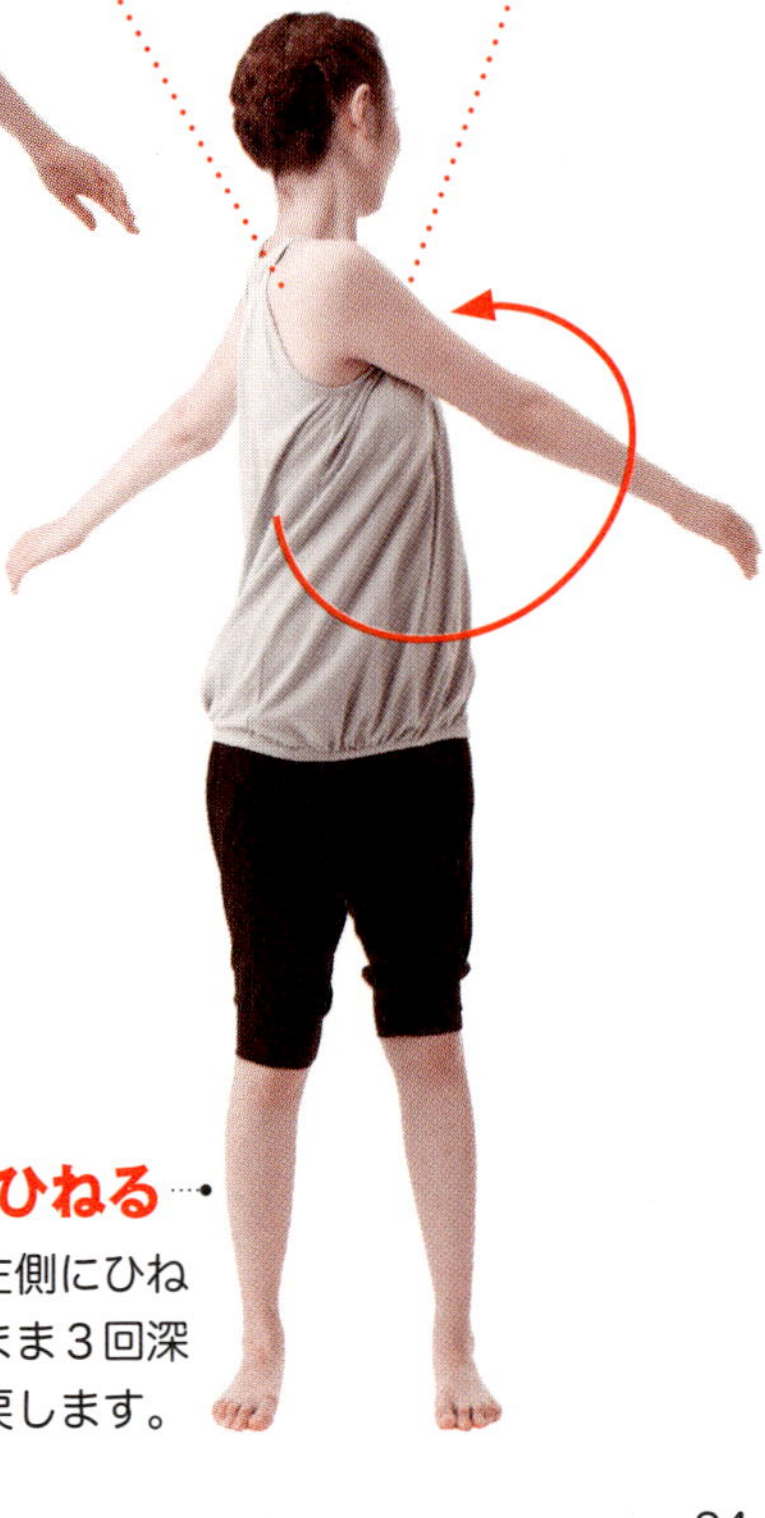

## 2 上体を右にひねる

腕をやや広げた姿勢で上体を右側にひねります。そのまま3回深呼吸して①に戻します。腕だけでなく肩から大きく回すことと、静止している間に、上体が前方向に戻らないよう注意。

## 3 上体を左にひねる

同様に上体を左側にひねります。そのまま3回深呼吸して①に戻します。

# 体側伸ばし

上体を横方向に伸ばす動作も、E・Fゾーンのストレッチとして効果的。上体を伸ばしながら、そちら側の足に重心移動するのがコツ。

E ゾーン

F ゾーン

## 1 足を開いてまっすぐ立つ

足を肩幅に開いて立ちます。

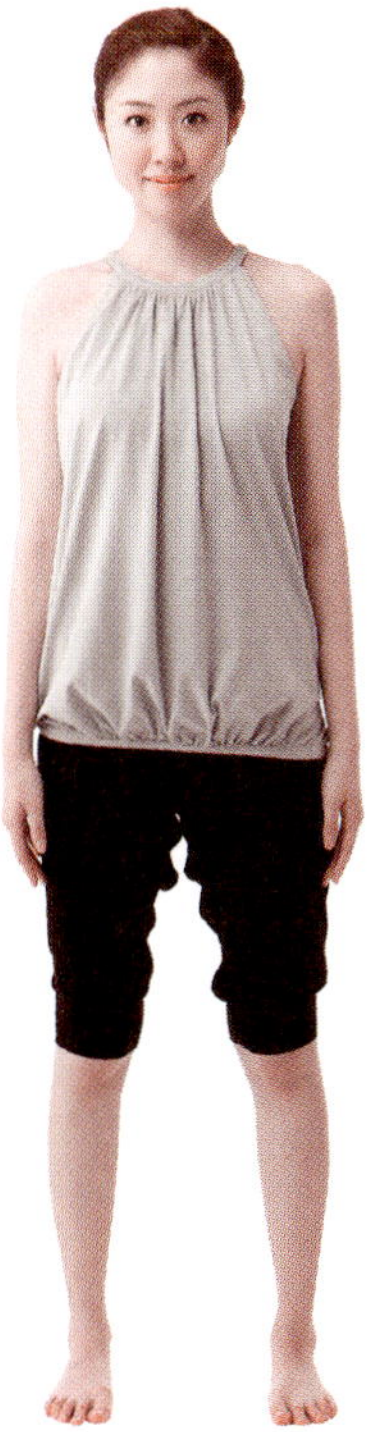

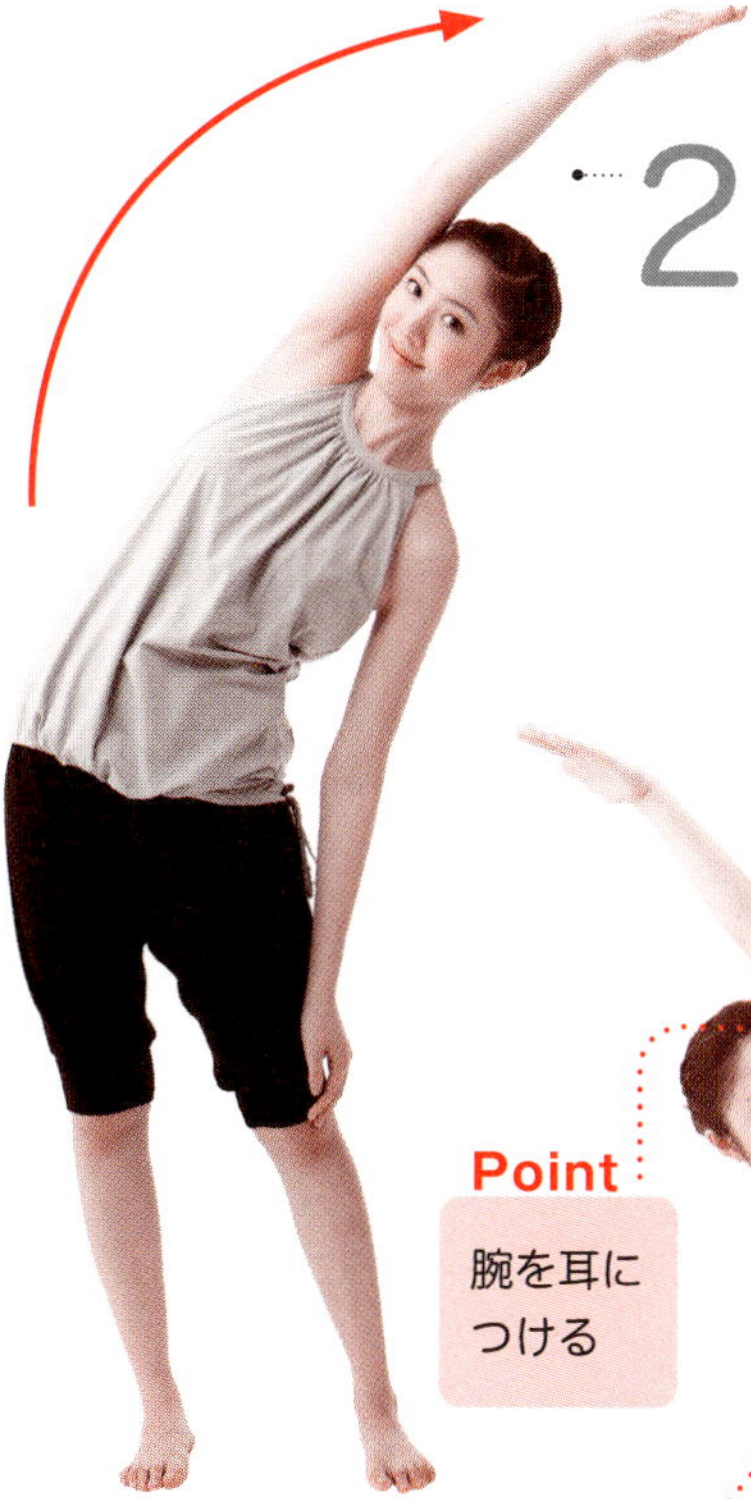

## 2 上体を曲げる

右腕を上げ、上体を左に倒して体の右側面をグーッと伸ばします。右腕は右耳につけてまっすぐ上げ、上体が前や後ろに傾かないよう注意。伸ばすとともに重心を左に移動させます。そのまま3回深呼吸して①に戻します。

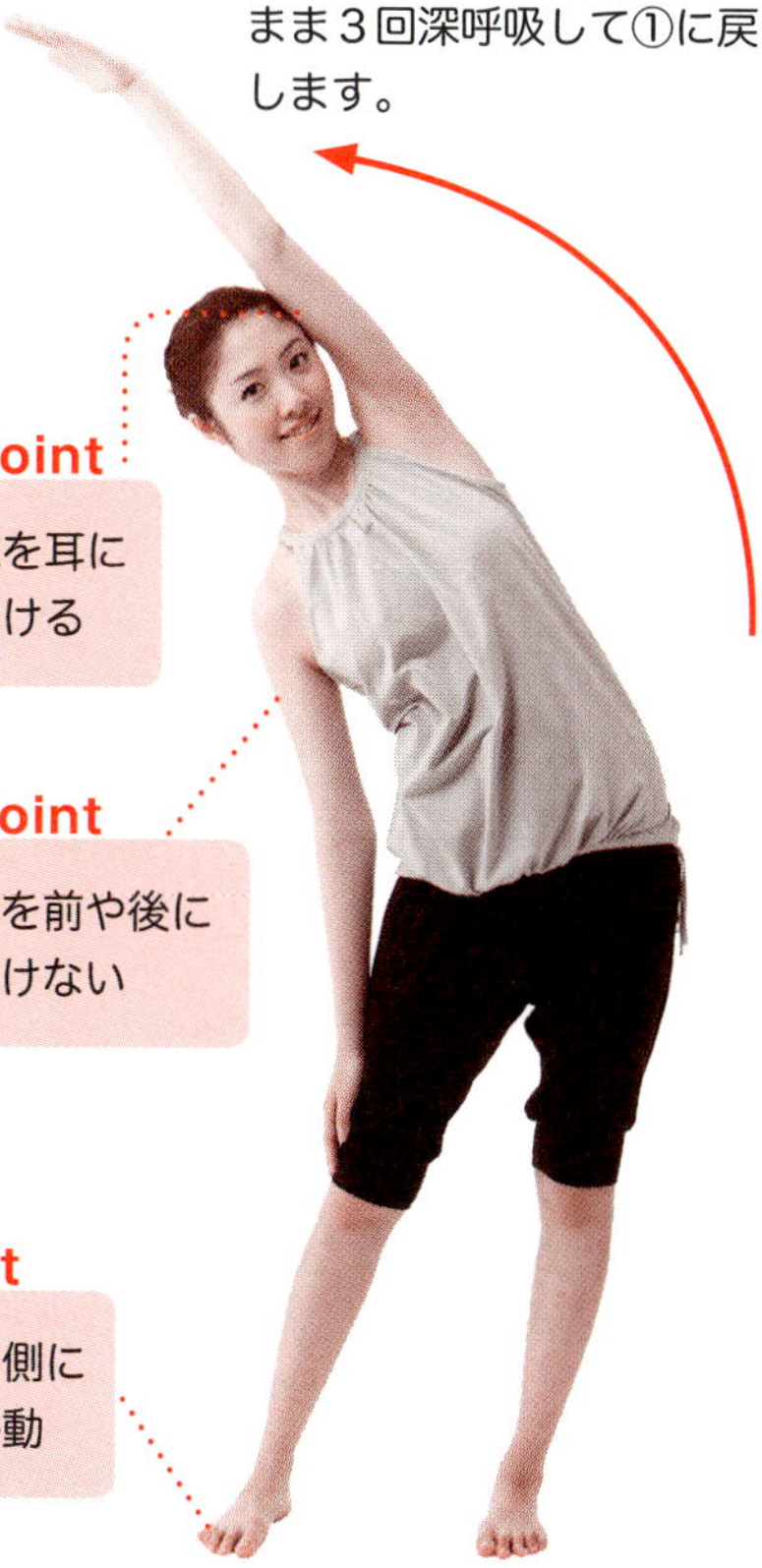

**Point**
腕を耳につける

**Point**
体を前や後に傾けない

**Point**
曲げた側に重心移動

## 3 上体を右に倒す

同様に左腕を上げ、上体を右に倒して体の左側面をグーッと伸ばします。そのまま3回深呼吸して①に戻します。

# 仕上げのゾーンストレッチ

各ゾーンストレッチの最後に行いたい仕上げのストレッチ。時間がないときは、このストレッチだけをやってもOK。

## 太もも側面伸ばし

イスを使って行うストレッチ。ゾーン別ストレッチでは伸びなかった部分の脚のすじが思い切り伸びます。

### 1 イスに片足をのせる

イスの前に横向きに立ち、イスに近いほうの足をのせます。そのつま先は、自分にとっての正面方向に向けておきます。

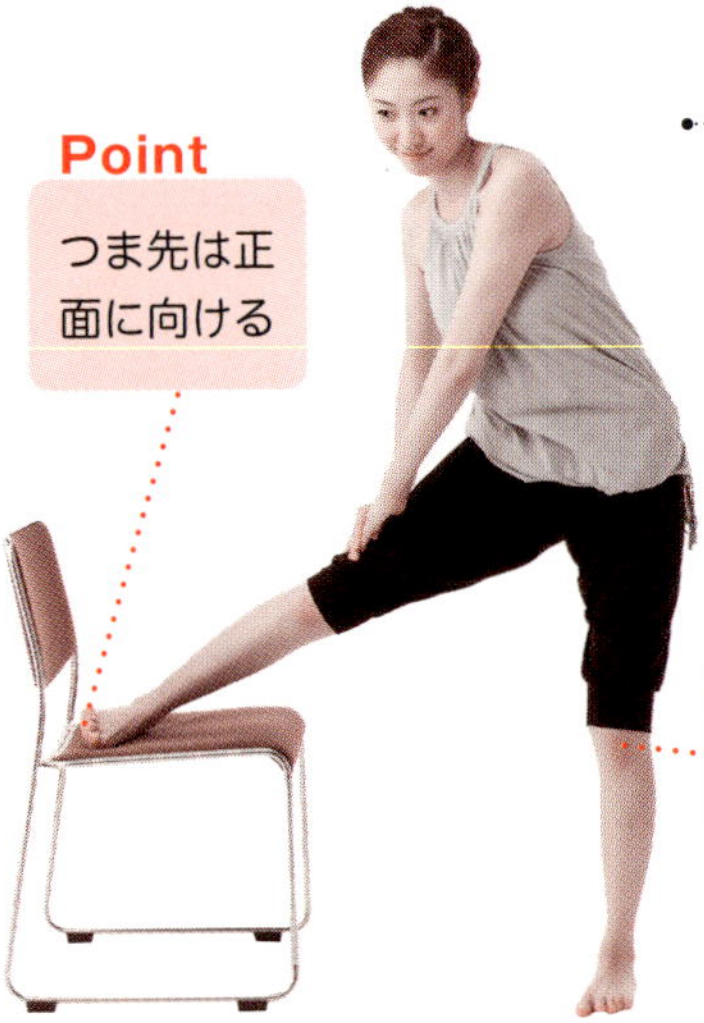

**Point**
つま先は正面に向ける

### 2 脚の側面を伸ばす

床に立っているほうの足（軸足）のひざを心もち曲げ、上体をイスのほうに向けます。イスにのせた足のひざの少し上を両手で押し、足のすじをグーッと伸ばします。この姿勢で３回深呼吸して①に戻します。反対の足でも同様に。

**Point**
軸足のひざを心もち曲げる

## 両ひざ抱え

しゃがみ込んでひざを抱えるユニークなストレッチ。すべてのゾーンのクールダウンに有効です。

### 両ひざを抱えてしゃがむ

かかとを床につけたまま、深くしゃがんで両手でひざを抱えます。足首がかたい人は後ろにひっくりかえる場合があるので注意。この姿勢で３回深呼吸して元に戻します。

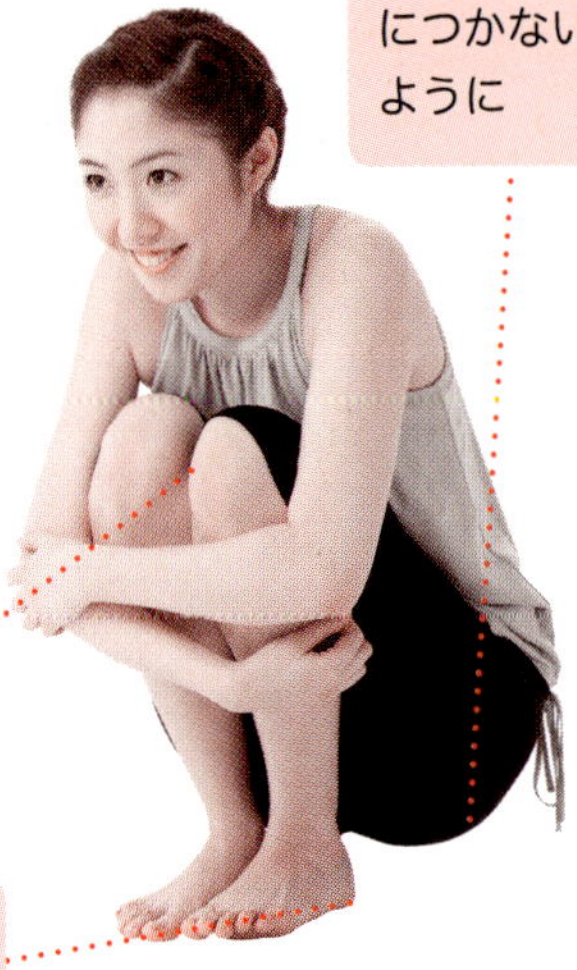

**Point**
おしりが床につかないように

**Point**
両足はつけておく

**Point**
かかとが床から浮かないように

手軽に筋トレ！
ふくらはぎ
エクササイズ

# らくちん筋トレでふくらはぎ力アップ！

## いつでもどこでも集中シェイプ！

「わざわざふくらはぎを鍛える運動をするなんて無理」「めんどうなことはどうせ続かないから」という人は多いでしょう。

そこで、いつでもどこでも日常生活の中で行える「ながらエクササイズ」を紹介しましょう。特別な時間も手間もかけずに行えます。

どれも簡単で、電車の中やオフィスワークの合間に行える手軽な運動ばかりです。しかも、続けるうちに知らず知らず、ふくらはぎの筋肉がしっかり鍛えられます。

やがて、「あれ、何だかふくらはぎが軽い」「体が軽い、あったかい」と感じはじめたら、ますます継続へのモチベーションが高まるでしょう。時間や回数は自由ですから、自分のペースでやってみてください。

朝目覚めて、起き上がるまでのちょっとした時間、電車の中で立っている時間、オフィスでのすきま時間が、今日からエクササイズタイムに早変わりです。

体がシャキッと目覚める！

# あおむけ足上げ

朝、目覚めたあと起き上がるまでの時間を使ってできる簡単エクササイズ。前日までの足のだるさやむくみを取り、骨盤を締めて内臓を元気にする効果も。全身にスイッチが入ります。自然に呼吸しながら行いましょう。

## 1 あおむけに寝て足先を持ち上げる

あお向けに寝て、そろえた足を5～10cmほど持ち上げます。上げ幅が小さいほど効果的ですが、無理のない範囲で行いましょう。

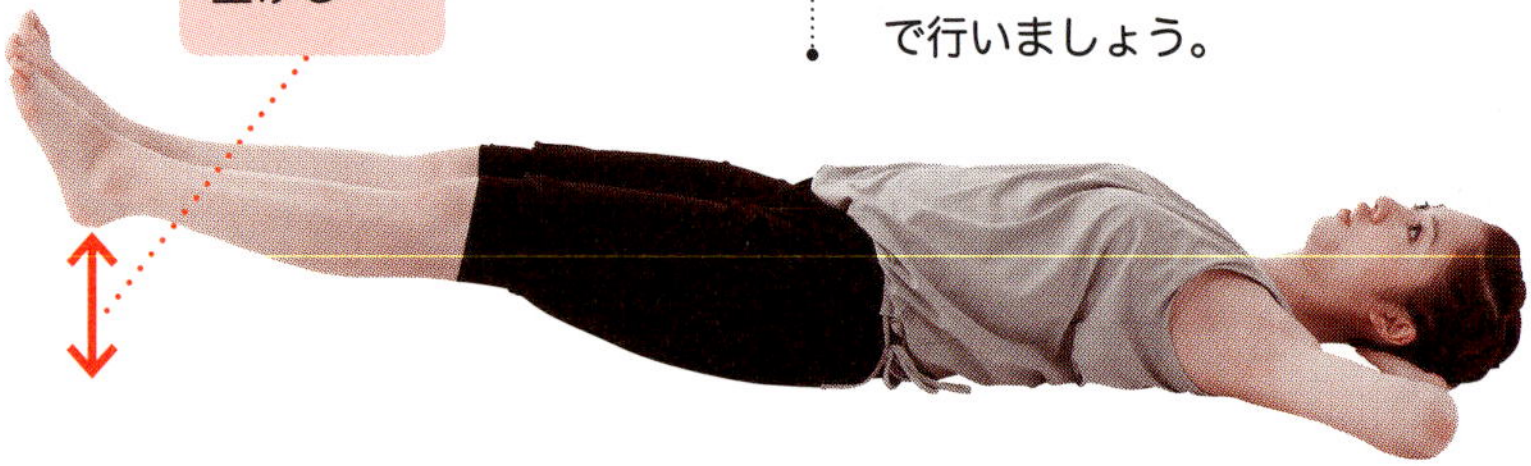


## 2 つま先をハの字にする

①の姿勢から、両足のつま先だけつけてかかとを離し、「ハの字型」にします。ひざが曲がらないよう注意。①に戻してくり返します。

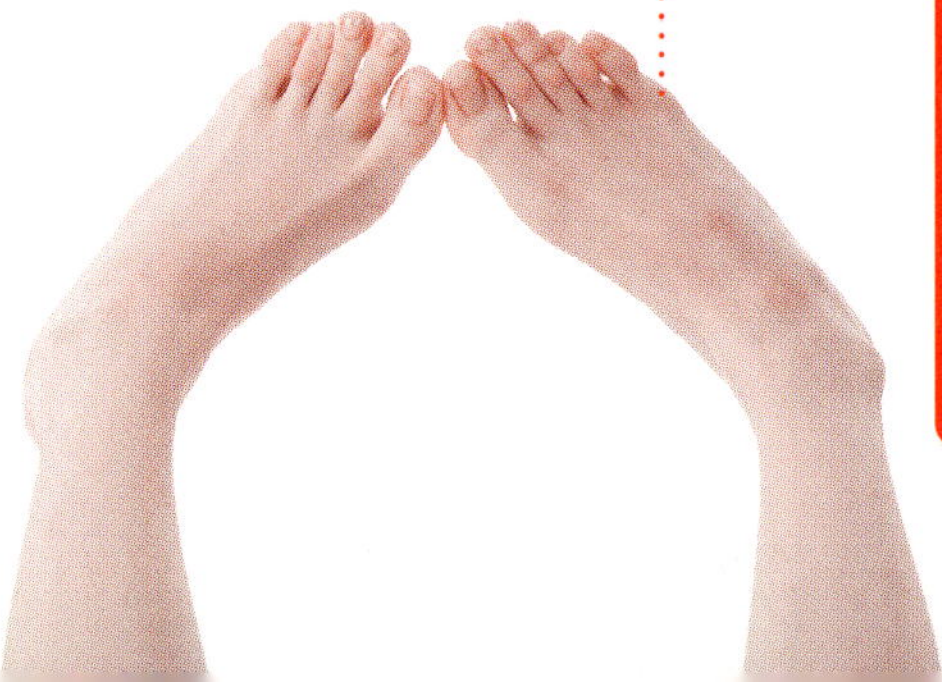


## 3 両足の裏をくっつける

次に、両足の裏をピッタリつけます。完全にできない人はできる範囲で。①に戻してくり返します。

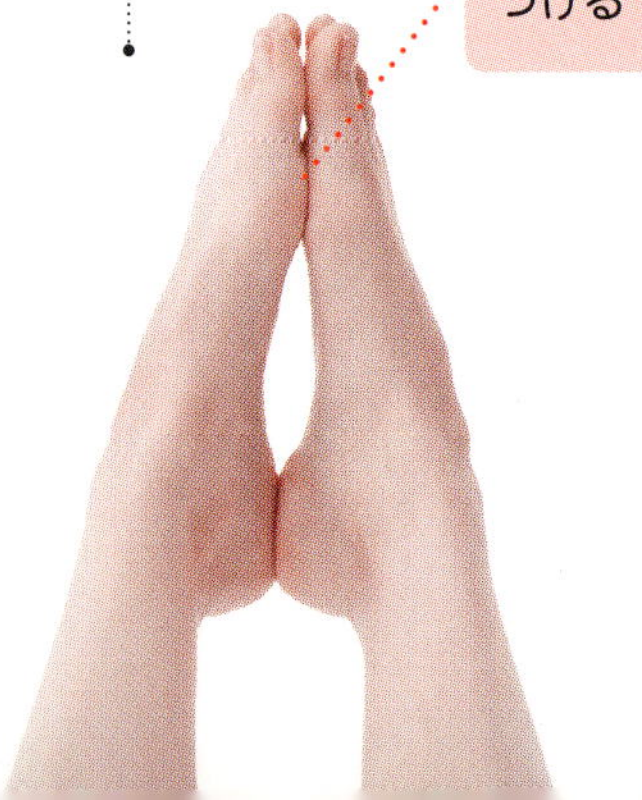

# 通勤タイムにスッキリ美脚！
# 内ももシェイプ

Fukurahagi-Power

見た目にはほとんどわからないのに、やっている本人は意外なほどハードなエクササイズ。地味ですが、ふくらはぎ力アップに大きな力を発揮します。脚の内側の筋肉を強化するので、O脚やひざ痛対策にも効果的。

## 1 つり革を持って立つ

つり革を持ち、足をそろえて立ちます。

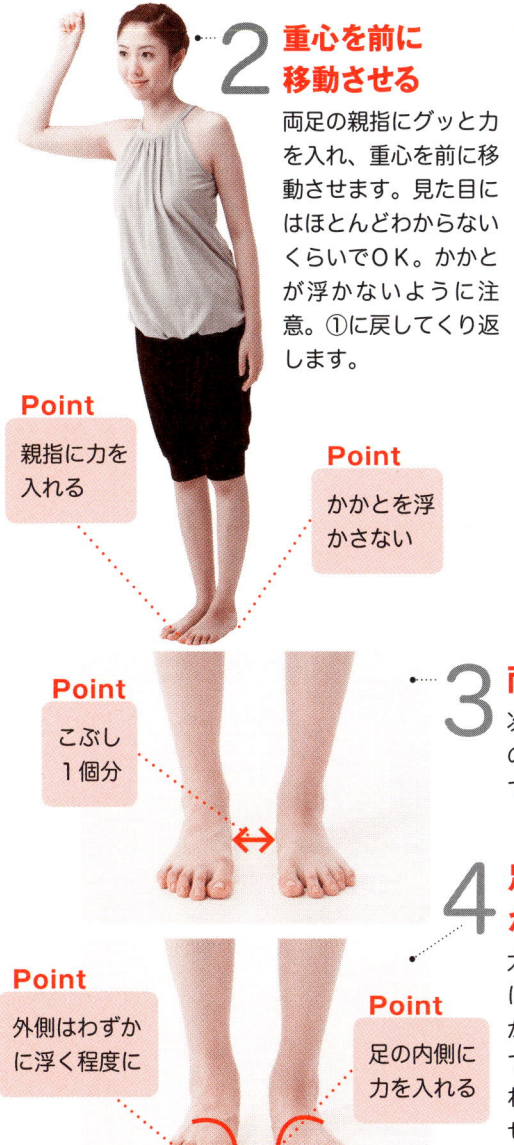

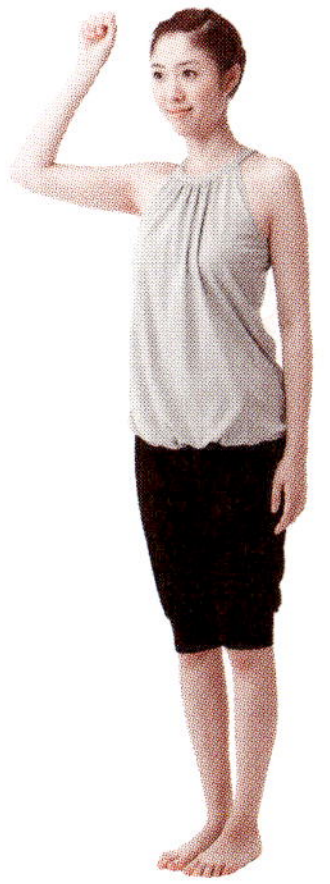

## 2 重心を前に移動させる

両足の親指にグッと力を入れ、重心を前に移動させます。見た目にはほとんどわからないくらいでOK。かかとが浮かないように注意。①に戻してくり返します。

**Point** 親指に力を入れる

**Point** かかとを浮かさない

## 3 両足を少し開く

次に、つり革を持ち、両足の間隔をこぶし1個分あけて立ちます。

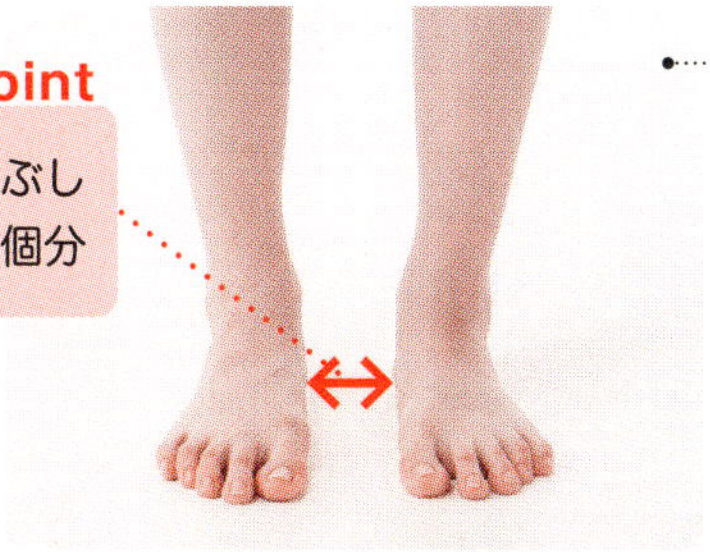

**Point** こぶし1個分

## 4 足の内側に体重をかける

太ももから足先まで、内側に力を入れます。ごくわずかに内またになるイメージで。足の外側（小指側）はわずかに浮いてもかまいませんが、浮くか浮かないかという程度に抑えます。③に戻してくり返します。

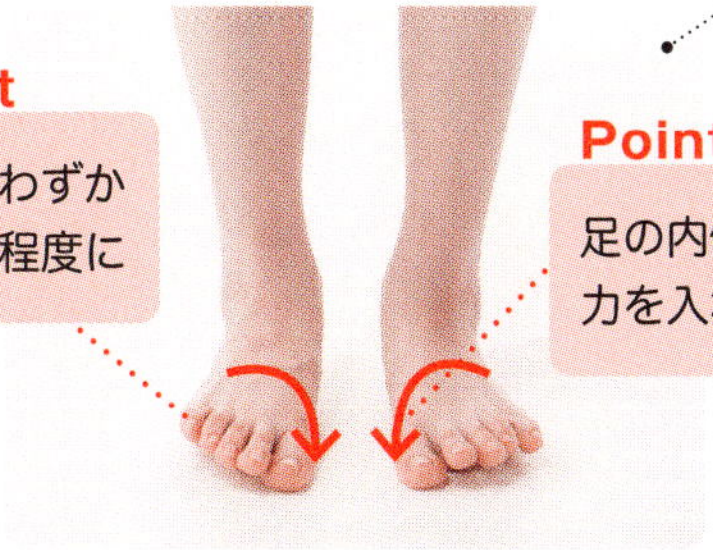

**Point** 外側はわずかに浮く程度に

**Point** 足の内側に力を入れる

# オフィスワーク中もむくみ知らず！

## かかと上げ下げ

Fukurahagi-Power

オフィスなどでイスに座ったまま、手軽にできるエクササイズです。とても簡単ですが、ふくらはぎ力を鍛えるほか、足首がやわらかくなり、足の疲れも予防・解消できるお役立ちエクササイズ。

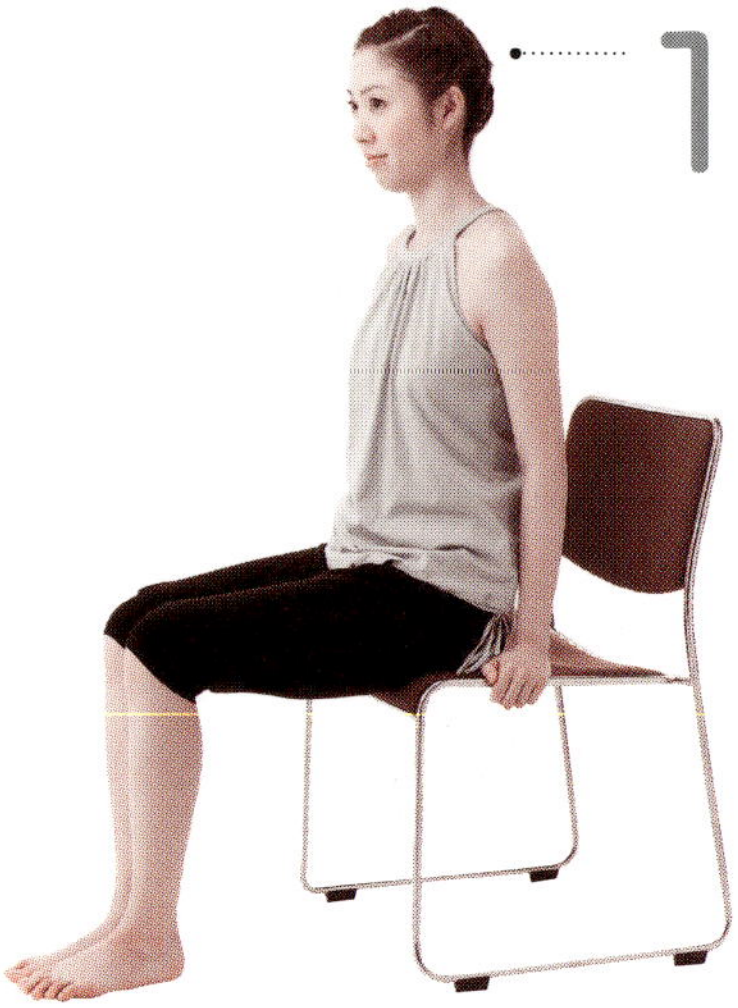

### 1 足の裏を床につけてイスに座る

浅めに腰かけ、床に完全に足をつけます。手でイスを持って安定させておきます。

### 2 かかとを上げる

つま先を床につけたまま、できるだけ高くかかとを上げます。①に戻してくり返します。

**Point**

かかとをできるだけ高く

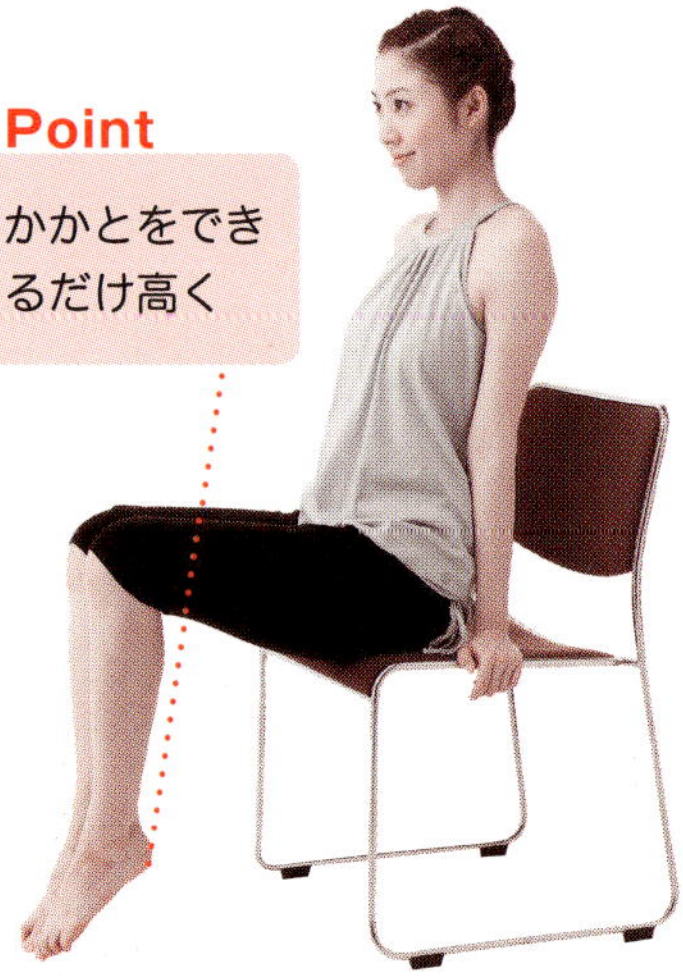

### 3 つま先を上げる

かかとを床につけたまま、できるだけ高くつま先を上げます。①に戻してくり返します。

**Point**

かかとをできるだけ高く

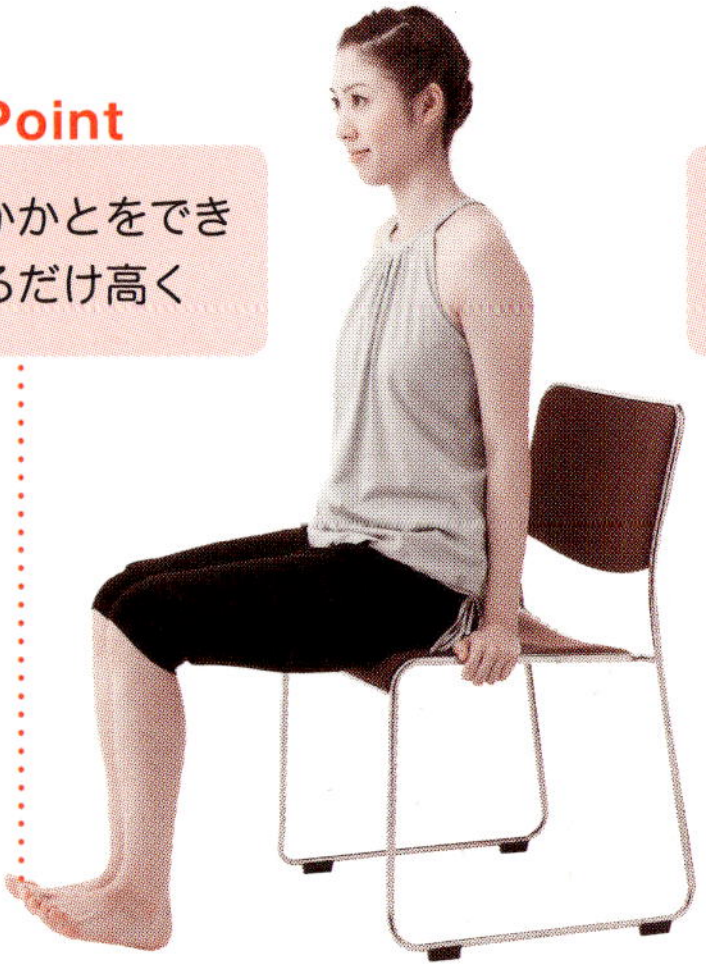

# タオル1本でその日の疲れとむくみを解消！

## タオル指圧

Fukurahagi-Power

1日のおわりにおすすめのタオルを使ったふくらはぎケア。その日の足の疲れやむくみが取れて筋肉がやわらかくなり、適度な刺激がやみつきになるでしょう。ふくらはぎ前面も心地よく刺激します。

### 1 タオルをひねって棒状にする

タオルをグルグルと縄のようにひねってかたい棒のようにします。

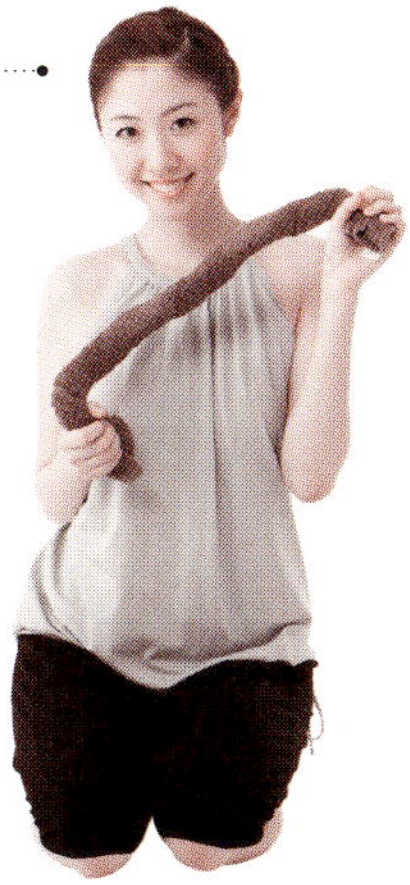

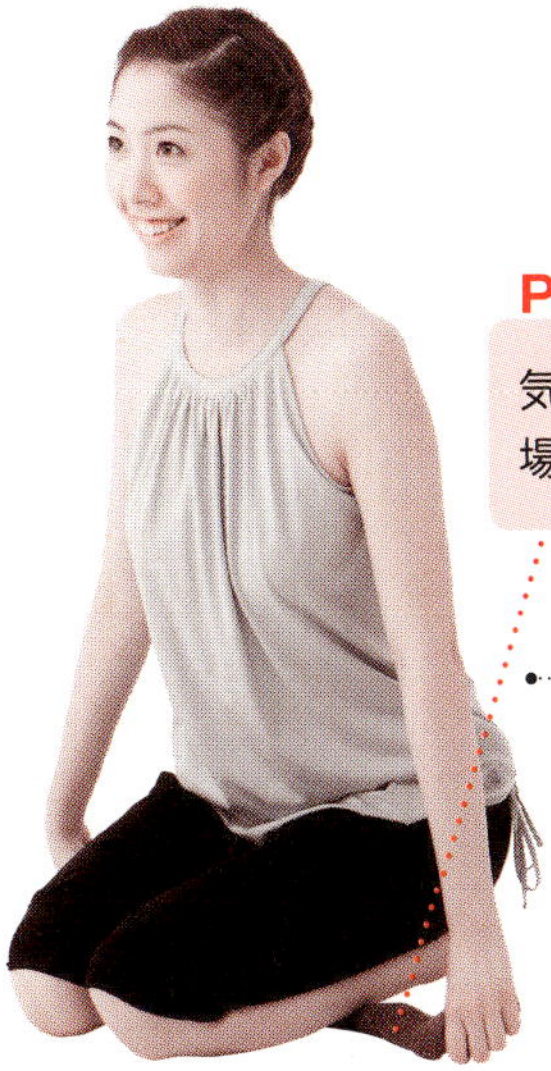

**Point**

気持ちいい
場所に敷く

### 2 タオルの上に正座する

①のタオルを足のすねに敷いて正座します。気持ちよく感じる場所にタオルを移動させながら、しばらく座ると足がスッキリします。

### 3 タオルの両端を上下に動かす

床に足を伸ばして座り、一方のひざを立てます。タテに3つ折りにしたタオルに、伸ばした足のふくらはぎをのせ、タオルの両端を手で持って交互に上下させます。場所を変えながら行い、反対の足も同様に。らくに簡単に、ふくらはぎのマッサージ効果が得られます。

**Point**

両端を交互に
上下させる

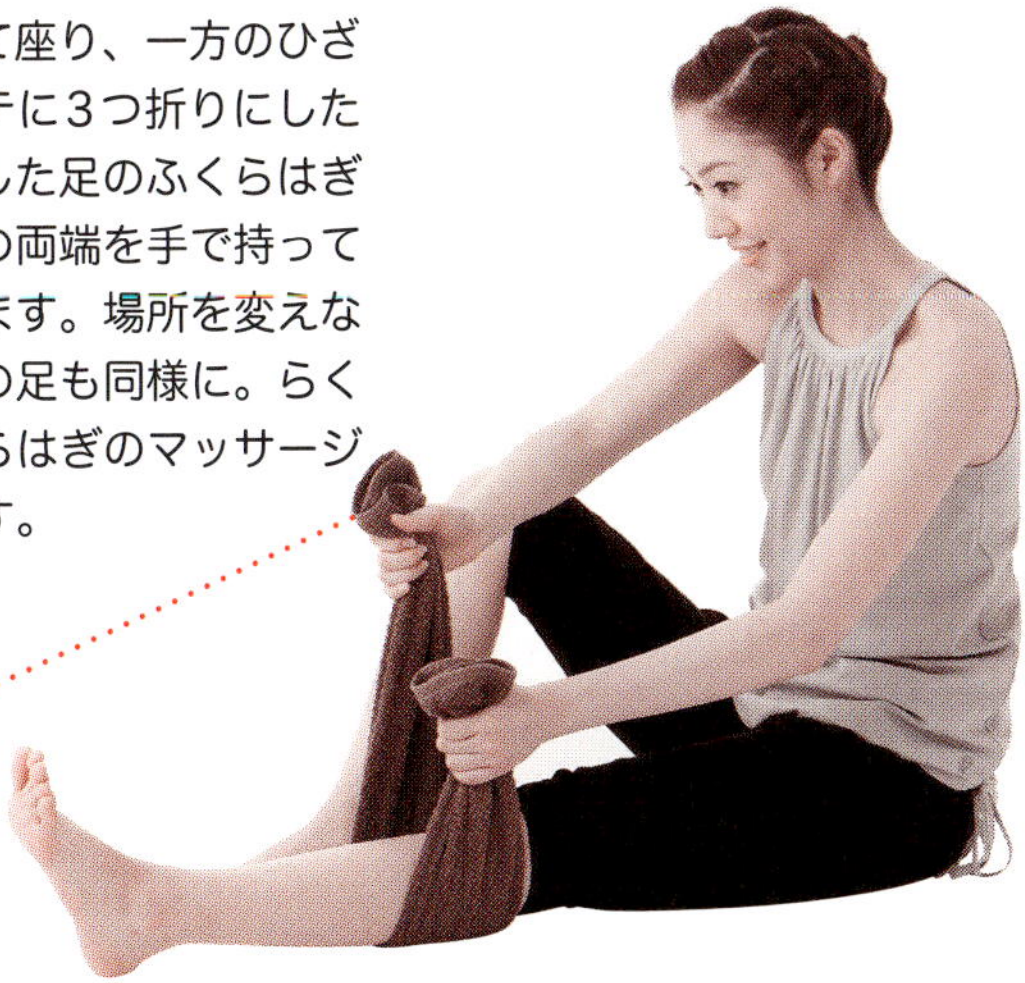

全身ポカポカ！
ふくらはぎ
リラックス

# 入浴＆手作り湯たんぽで体が芯から温まる

**もんで鍛えて温めて、体のすみずみに血液が届く！**

ふくらはぎを鍛えたら、さらに温めることで血行を促進していきましょう。血液循環が高まると、筋肉やすじがやわらかくしなやかになり、可動域が広がってケガや転倒防止などに役立ちます。また、もともと冷えやすく血行が滞《とどこお》りやすいふくらはぎを温めることで、リラックス効果が飛躍的に高まります。

ふくらはぎマッサージやエクササイズにぜひ組み合わせたいのが、ふくらはぎの温熱ケア。入浴時にふくらはぎのゾーンを効果的に刺激できるのが、軍手を使った体洗いマッサージです。入浴で体が温まっているうえ、軍手のほどよい刺激で全身のツボが心地よくマッサージされます。また、湯船の中でエクササイズを行うと、浮力の効果で、ふだんはできない動作もらくに行えます。必ず湯船のふちをしっかり持ち、滑らないよう、体を支えながら行ってください。

痛みがあるときや動悸やのぼせなどがあるときは行わないように。

必ず体調のよいときに行ってください。

## 手軽に冷え取りできる「ペットボトル湯たんぽ」

手っ取り早くふくらはぎの冷えを解消したいときにおすすめなのが、ホットドリンク用のペットボトルを使った手作り湯たんぽ。

フォルムもサイズも、ふくらはぎにちょうどよくフィットするこの湯たんぽで、コロコロと転がすようにマッサージすると、冷えや疲れがその場で解消できます。やり方は簡単です。

まず、必ずキャップがオレンジ色の、耐熱対応のペットボトル入り飲料（350ml入り）を入手してください。そして、中に入った飲料を飲み終えたら、ペットボトルを使って湯たんぽを作ります。作り方は以下のとおりです。

ボトルの3分の1〜4分の1程度まで水を入れ、次に70〜80℃程度のお湯をペットボトルの口いっぱいまで注ぎます。これで人肌程度の熱さになります。熱いお湯を扱うときは必ず厚手のゴム手袋などを使い、やけどをしないよう十分注意して行ってください。

最後にキャップをかたく締め、振ったりひっくり返したりして、お湯が漏れてこないかどうかきちんと確認してください。口からお湯が漏れ出したり、バリバリと音がしたりするペットボトルは、絶対に使わないでください。必ず安全を確認してから利用しましょう。

ふくらはぎ以外にも、ペットボトル湯たんぽをハンドタオルなどで巻き、腰やひざ裏、首の後ろなどに当てると、心地よく冷え取り効果が得られます。

# 軍手の体洗いマッサージ

## 軍手にせっけんをつけて体を洗う

軍手（滑り止めなどがついていないシンプルなもの）を手にはめてぬらし、石けんをつけます。そのままふくらはぎやすねを洗いながらマッサージします。

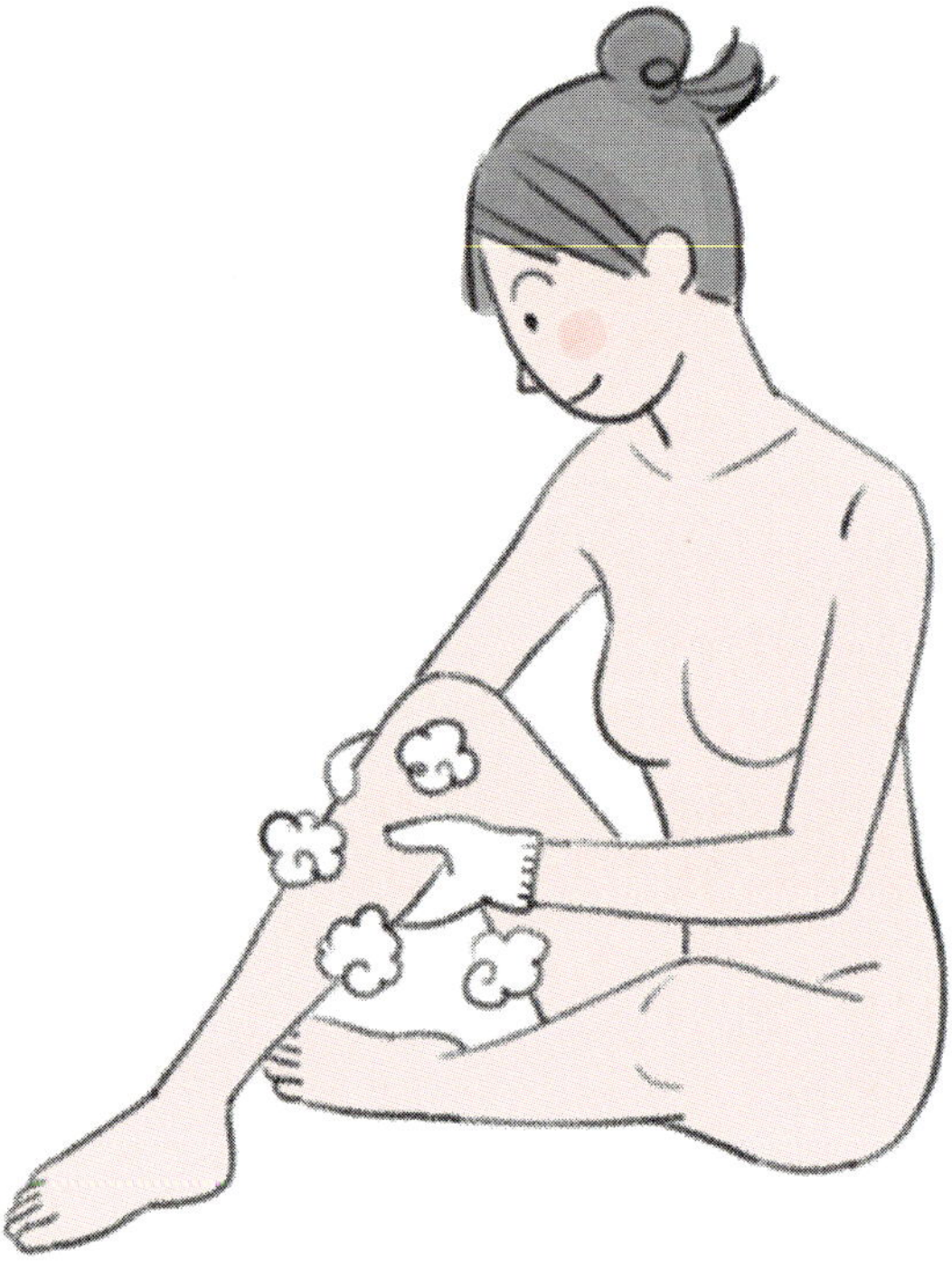

A～Fのふくらはぎの６つのゾーンを念入りにもんだり、ツボを押したりしながら、気持ちよく感じる強さで行いましょう。

# 温浴エクササイズ

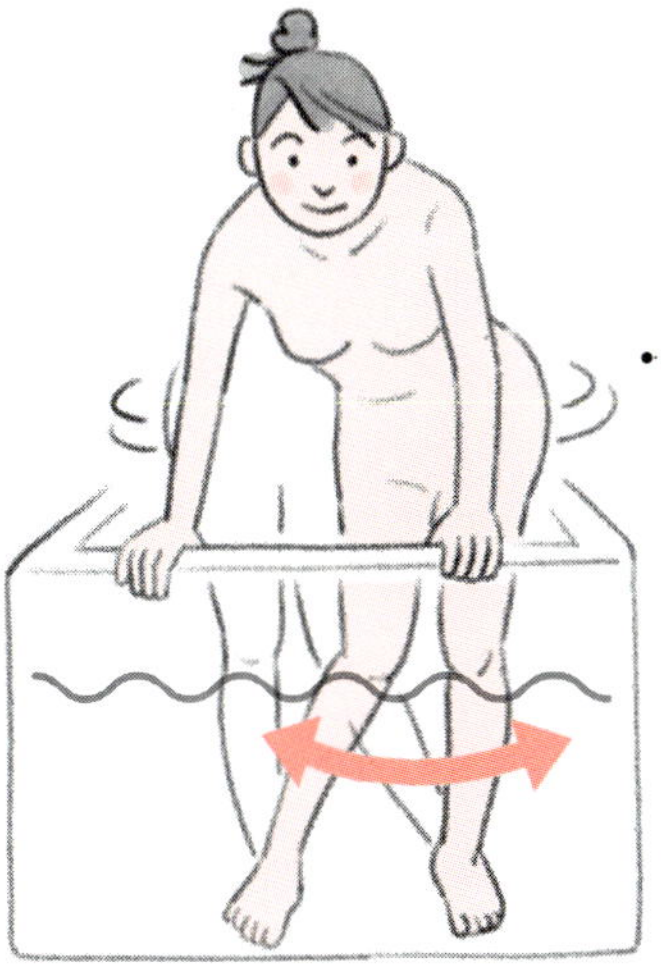

## 1 両ひざを内側に曲げる

おふろにつかり、十分温まったら、足を肩幅に開いて立ち、湯船のふちを持ちます。ひざを軽く曲げたまま、スキーで滑るときのように、ゆっくりひざを左右に動かします。太ももとひざの痛みやこわばりを、同時に軽減できます。

## 2 スクワットする

足を肩幅に開いて立ち、湯船のふちを持ち、ゆっくりスクワットします。腰を落とすときは、太ももが湯船の底と平行になるくらいまで。お湯があることで筋力のない人でもらくに行え、足の筋肉強化に役立ちます。

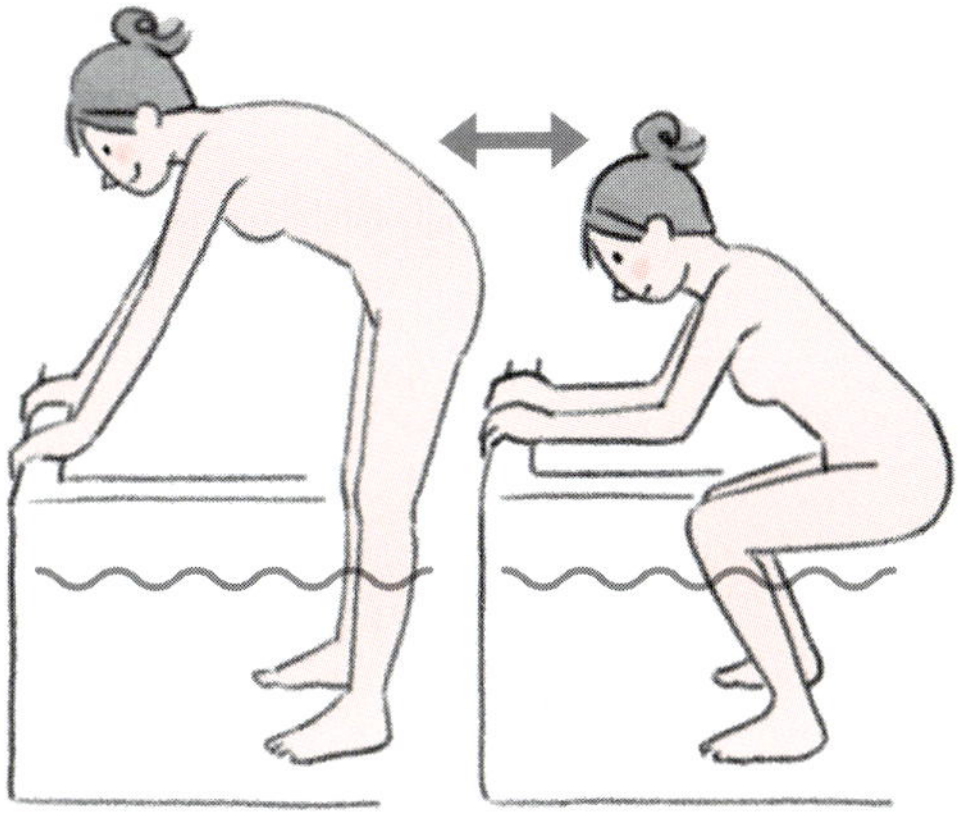

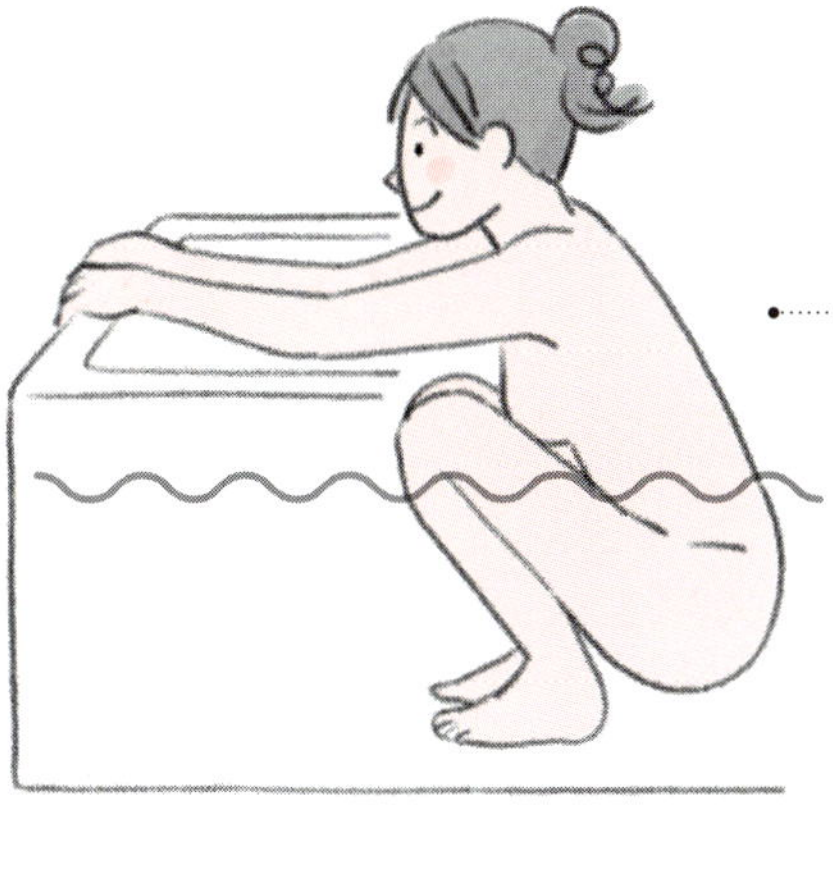

## 3 アキレス腱を伸ばす

湯船のふちを持ち、湯船の底にかかとをつけたまましゃがみます。おしりは下につかないように。左右の足の間はできるだけ狭くした状態で。かたくなりがちなアキレス腱が伸び、ふだんの足の動きがよくなります。

## ペットボトル湯たんぽの作り方

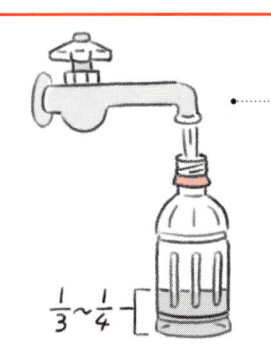

### 1 耐熱対応のペットボトルの3分の1まで水を入れる

オレンジ色のキャップがついた350ml入りの空のペットボトルを用意し、ボトルの3分の1～4分の1程度まで水を入れます。

### 2 熱いお湯を口いっぱいまで加える

厚手のゴム手袋などをして、70～80℃程度の熱いお湯を加えます。シンクなどこぼれてもいいところで行い、あふれる寸前まで入れてください。

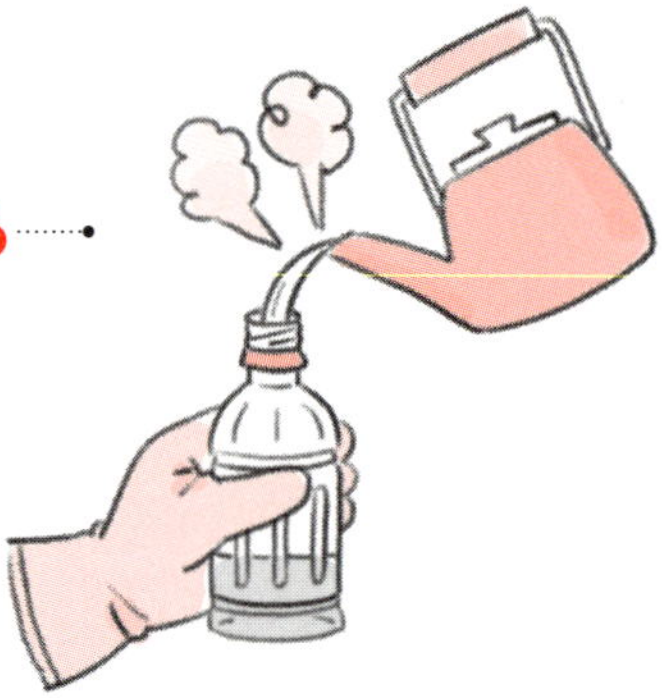

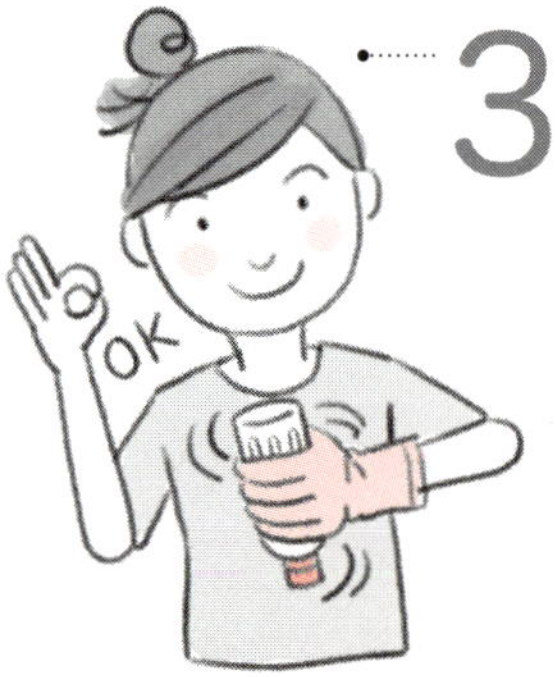


### 3 キャップをしっかり締める

ギリギリまでお湯が入ったところでキャップをし、口をかたく締めます。手袋をしたまま、ひっくり返したり振ったりして、漏れないか確かめます。

※用意ができたら、次ページのように使いましょう。

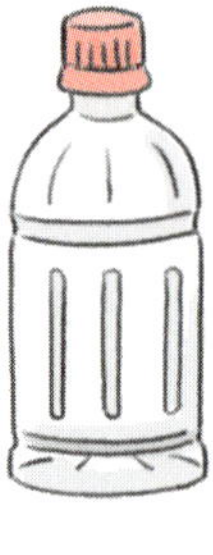

**注意！ 必ず守ってください**

- ⊙キャップがオレンジ色以外のものは耐熱用ではないので決して使わないで！
- ⊙必ず最初に水を入れる！
- ⊙口からお湯が漏れたり、バリバリ音がしたりするペットボトルは絶対に使わないで！

# 実践! ペットボトルマッサージ

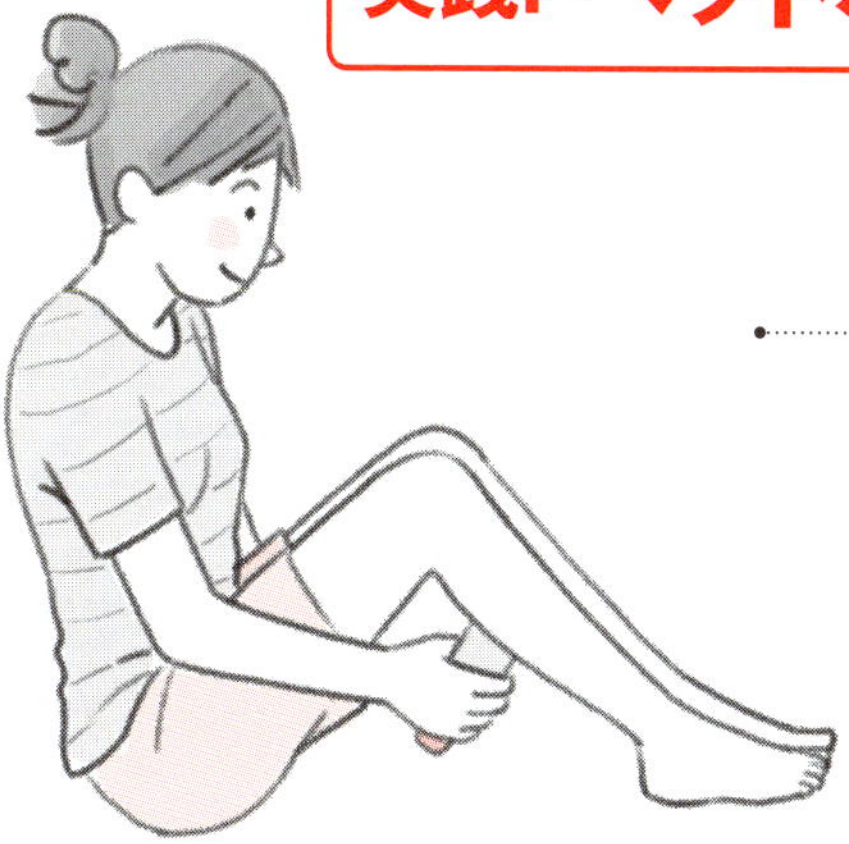

## ペットボトルの底やキャップを使って

ペットボトルの底やキャップをふくらはぎやすねに当ててマッサージ。底ならソフトに、キャップなら少し強めに刺激できます。

## 平たい側面を使って広範囲をマッサージ

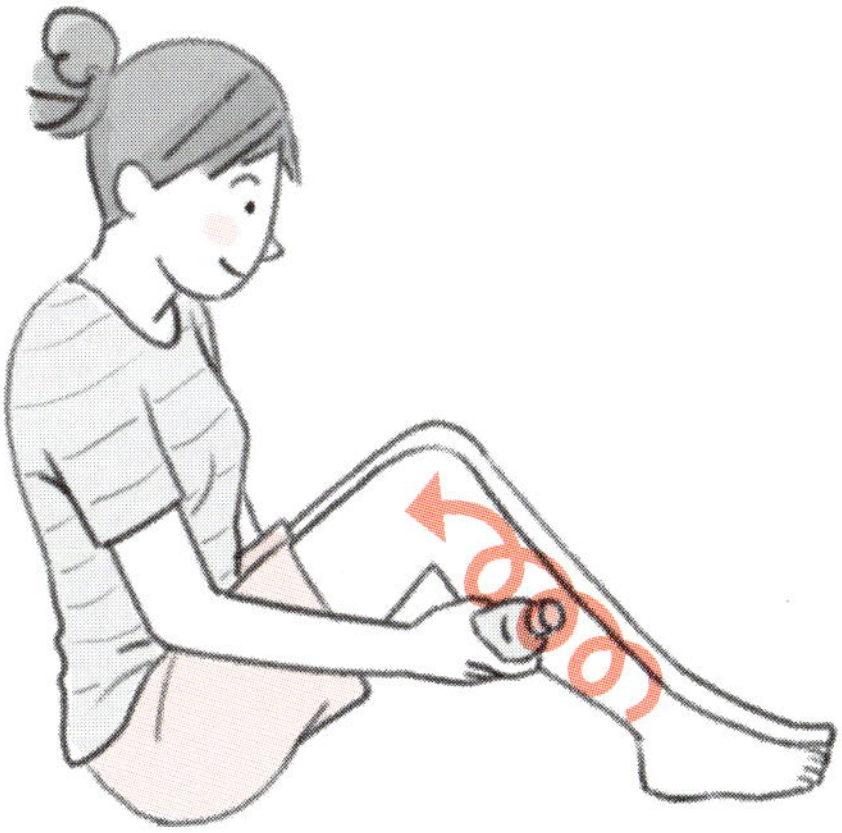

ペットボトルの側面を使って、ふくらはぎの各ゾーン（P.44 ～ 45参照）をなで上げたりなで下げたりすると、心地よくふくらはぎが温まります。不快症状もスッキリ！

## ２本使いでひざ下リラックス

ペットボトル湯たんぽを２つ用意し、薄手のタオルでくるみ、両ひざの下に置き、あお向けに寝ます。ひざが最もらくな角度になるうえ、温熱刺激も加わってひざのケアに最適。

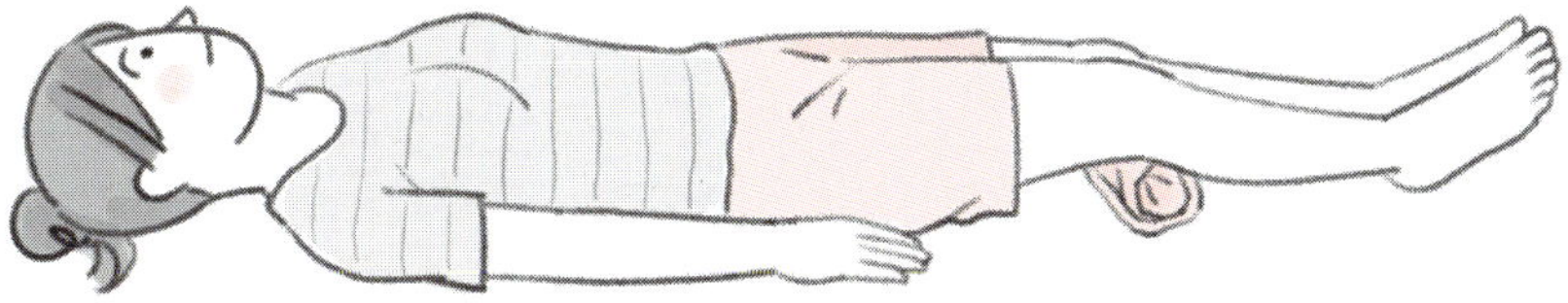

ふくらはぎ力を高める食事のコツ

# 最高のふくらはぎをつくる栄養のとり方

## 良質なたんぱく質がふくらはぎ力の源！

痛みやむくみ、こわばりのない、血液循環のよいふくらはぎづくりのためには、食事のとり方が大切です。体の内側からふくらはぎ力を高める栄養摂取のポイントについて説明します。

まず、最も注意したいのが、たんぱく質のとり方です。たんぱく質は筋肉の材料となり、ふくらはぎの筋肉をきちんとつけて筋ポンプ（P．52参照）を働かせるためにも、良質なたんぱく質の摂取を心がけましょう。

また、たんぱく質不足は、ふくらはぎのむくみの原因としてもあげられます。というのは、血中の重要なたんぱくであるアルブミンが不足すると、水分が血管外に漏れ出てしまい、血管外の組織にたまります。これがむくみです。そこで、むくみを防ぐには、卵、肉、魚介類、大豆製品などで、しっかり必要なたんぱく質をとることが大切なのです（P．100参照）。

そのほか、ナトリウム過剰とカリウム不足という、ミネラルのアンバランスからもむくみが起こることがあります。塩分のとりすぎをやめるとともに、新鮮な野菜や果物などで積極的にカリウムをとり、むくみを防ぎましょう。市販の野菜ジュースを利用してもいいでしょう。

## 糖質制限でやわらかいふくらはぎを

意外と難しいのが、ごはんなどの糖質のとり方です。糖質とは、ごはんのほか砂糖、麺類、パン、さらにイモ類などの主成分で、体のエネルギー源になる栄養素です。

もともと私たちの体は、それほどたくさんの糖質を一気に消化・吸収・代謝するようにできていません。そのため、あまり多くの糖質を毎日続けてとりすぎると、代謝がスムーズにいかなくなって、筋肉のこわばりや体の重さ、だるさを招きやすくなるのです。

とくに、糖質の多い食事をとった数時間後に、脱力感や強い眠気に襲われるときは、糖質の過剰摂取による低血糖症の疑いが濃厚。主食を一日一回抜いてみるだけでも、脱力感や眠気等の症状がらくになってきます。ふくらはぎもやわらかく変化してくるでしょう。

代謝をよくするには、ビタミン、ミネラルの十分な摂取は不可欠です。現代人にはとくに、ビタミンB群と亜鉛の摂取も大切で、亜鉛とビタミンB群は、現代の食事では十分にとりにくいので、サプリメントを利用するのも一法です。また、これらのサプリメントを摂取する際には、ベースとしてのマルチビタミン、ミネラルの併用をおすすめします。というのは、ビタミン、ミネラルの全般的な不足は決してめずらしいことではなく、体調不良の人に多く見られることなのです。ふくらはぎをきっかけに、「栄養」についても関心を持っていただきたいと思っています。

## 主要食品のたんぱく質含有量（食品成分データベースをもとに作成）

| | 分量 | エネルギー(kcal) | たんぱく質(g) | 脂質(g) | 糖質(g) |
|---|---|---|---|---|---|
| 卵 | 中1個50g | 75 | 6.2 | 5.2 | 0.2 |
| 牛乳 | カップ1杯200㎖ | 130 | 6.4 | 7.4 | 9.4 |
| プロセスチーズ | 1切れ約20g | 68 | 4.5 | 5.2 | 0.3 |
| ヨーグルト | 100g | 62 | 3.6 | 3.0 | 4.9 |
| 納豆 | 大1パック50g | 100 | 8.3 | 5.0 | 6.1 |
| 豆乳 | 200㎖ | 128 | 6.4 | 7.2 | 4.0 |
| 豆腐（木綿） | 約⅓丁100g | 72 | 6.6 | 4.2 | 1.6 |
| 鶏肉・ささみ | 100g | 114 | 24.6 | 1.1 | 0 |
| 鶏肉・ムネ肉皮付き | 100g | 195 | 23.0 | 10.4 | 0 |
| 鶏肉・モモ肉 | 100g | 253 | 17.3 | 19.1 | 0 |
| 豚肉・ロース | 100g | 263 | 19.3 | 19.2 | 0 |
| 豚肉・バラ肉 | 100g | 386 | 14.2 | 34.6 | 0.1 |
| 牛肉・ロース | 100g | 411 | 13.8 | 37.4 | 0.2 |
| 牛肉・レバー | 100g | 132 | 19.6 | 3.7 | 3.7 |
| マグロ・トロ | 2切れ70g | 240 | 14.0 | 19.3 | 0.1 |
| マグロ・赤身 | 2切れ70g | 88 | 18.5 | 0.9 | 0.1 |
| 焼きスルメイカ | 1枚80g | 94 | 19.2 | 1.2 | 0.1 |
| 車エビ | 50g | 49 | 10.8 | 0.3 | 0 |
| サケ・切り身 | 1切れ80g | 160 | 18.0 | 8.9 | 0.1 |
| サバ・切り身 | 1切れ60g | 121 | 12.5 | 7.3 | 0.1 |
| カマボコ | 3切れ50g | 48 | 6.0 | 0.5 | 4.8 |
| ハム | 1枚10g | 20 | 1.65 | 1.4 | 0.1 |
| ツナフレーク | 100g | 288 | 18.8 | 23.6 | 0.1 |
| 白米ごはん | 茶碗1杯140g | 235 | 3.5 | 0.4 | 52.0 |

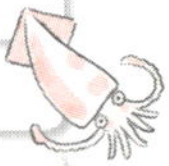

※白身魚のたんぱく質含有量は、マグロの赤味とほぼ同じです。

★たんぱく質の摂取量の目安は「体重（kg）×1g」。体重50kgの人なら50g。

★たとえば、朝：卵1個（6.2）・牛乳1杯（6.4）＋昼：サケ切り身1切れ（18）＋夕：鶏モモ肉100g（17.3）・ごはん1杯（3.5） で50g強になります（カッコ内はたんぱく質のg数）。

★1回分の量を算出しています。

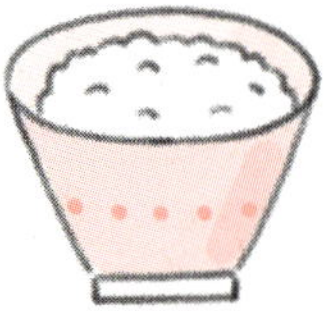

# 第4章

Fukurahagi-Power

# 「ふくらはぎを見る」ということ

## 著者対談●

本書の著者、小池弘人医師と市野さおりセラピストが、本書の内容も振り返りつつ、統合医療の立場から「ふくらはぎ」をテーマに語ります。

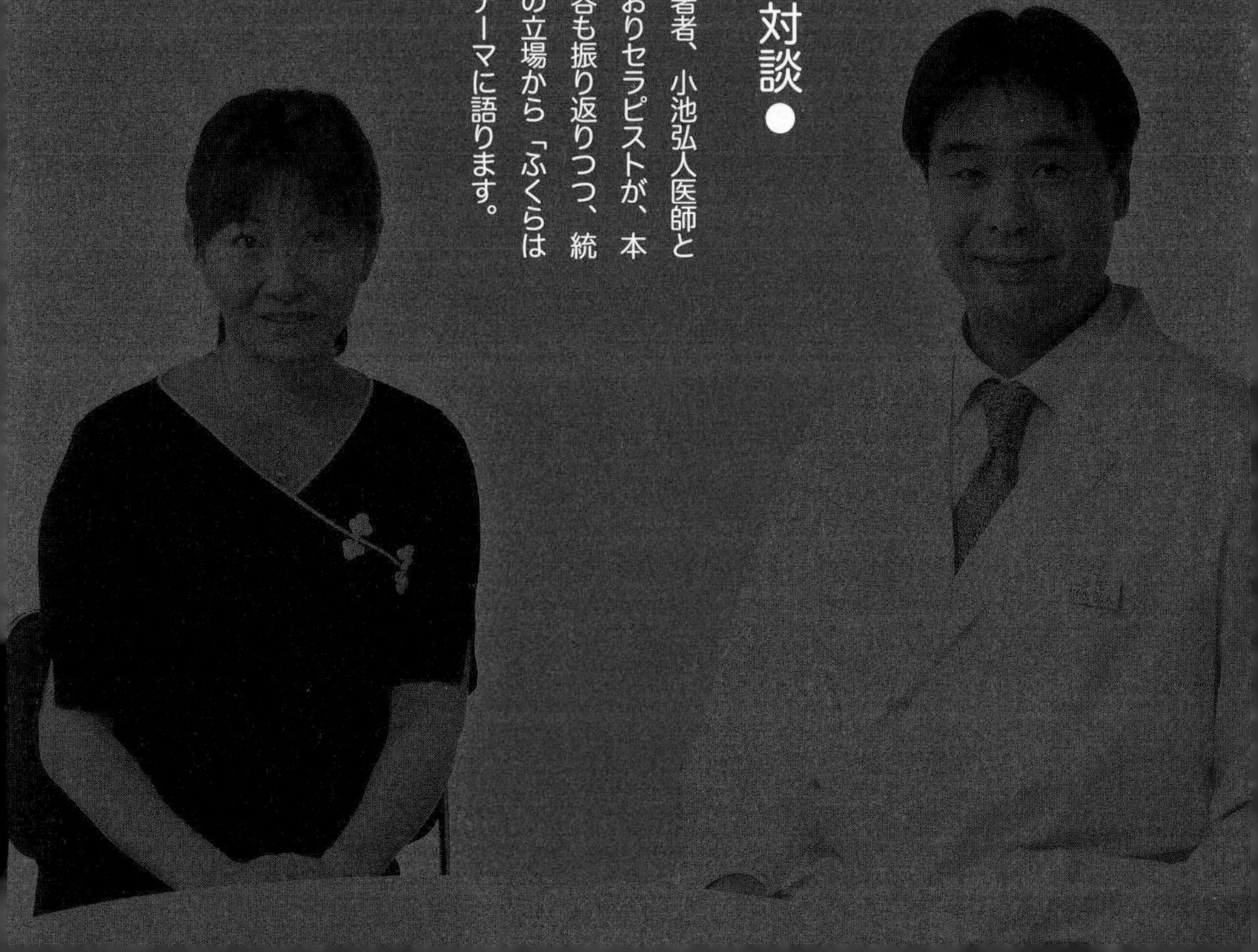

# ふくらはぎが健康全体を「底上げ」する

——おかげさまで本書は、ふくらはぎを軸にした盛りだくさんの一冊となりました。

小池　そうですね。「ふくらはぎから見た健康」「健康のためのふくらはぎ」といった双方向のアプローチがある本になってよかったなと思っています。

市野　マッサージだけでなく、チェック、エクササイズ、食事まで入れられたのはよかったですね。本当に効果を得るには、やっぱりそういった立体的なやり方でないと……というのがありましたから。

小池　僕はこのところ、ふくらはぎをテーマとする何冊かの本を監修したり書いたりしてきたのですが、正直いってその反響に驚いています。ふだん、患者さんのふくらはぎを見たり触れたり、ケアを指導したりはしますが、僕にとってそれらはあくまでも診療の一部です。でも、そのふくらはぎだけを切り取った情報に、これだけの反響があるのはなぜなんだろうと。そのことは、いまの医療や患者さんたちが求めているものについて、深く考えるきっかけになりました。

市野　具体的にどういうことですか。

小池　本書のあちこちにも反映させてもらったけど、要は「この治療でこれを治す」というようなスピードと効率重視の方法から、多少時間はかかっても手軽に続けられて、健康全体を「底上げ」できるような方法に、シフトする時代なんだろうということです。ふくらはぎを使うメソッドは、まさにそういう方法ですよね。もちろん、急性の症状や命に関わる事態にはスピードと効率重視でないといけませんが、慢性症状や日々の健康管理にまでその考えを持ち込み過ぎると、実際、あまりいいことはないですね。ここにみんなが気づきはじめたんだと思うんです。

市野　私も、ふだんは足の裏をメインにリフレクソロジーをやっていて、ふくらはぎも取り入れていますが、そこだけに着目したことはあまりありませんでした。でも今回、ふくらはぎという「お題」をいただいて焦点を当ててみたら、すごく面白い部位だと改めて思いました。たとえば、足の裏のマッサージにしても、まずふくらはぎのマッサージをじっくりやってから足の裏にかかると、すごく流れがよくなるんですね。患者さんも、「わー、今日はすごく足がポカポカするわ！」って。目から鱗でした。
小池　反射療法的にはどうしても足の裏がメインになるだろうけど、流れを促すには、確かにまずふくらはぎの大きな筋肉を動かしてやるといいでしょうね。
市野　先生のおっしゃる通り、ふくらはぎは健康の土台づくりというか、インフラ整備に使える部分なのだと思います。血流がいいということは、すべての基本になりますから。
小池　僕がコップにスクリューのたとえ（P.53）でいいたかったのもそれなんです。太ももほどパワフルで大きい筋肉ではないけど、下の方で堅実に回って血流をよくするスクリュー。そんなイメージでふくらはぎをとらえたら、うまく活かしていけると思うんですよ。

## ふくらはぎから見た統合医療

――先ほどおっしゃった「スピードを求めすぎるとあまりいいことはない」という点をくわしくうかがいたいのですが。
小池　「速いか遅いか」だったら、何の疑問もなく「速いほうがいい」と僕らは思ってきました。新幹線であっという間に目的

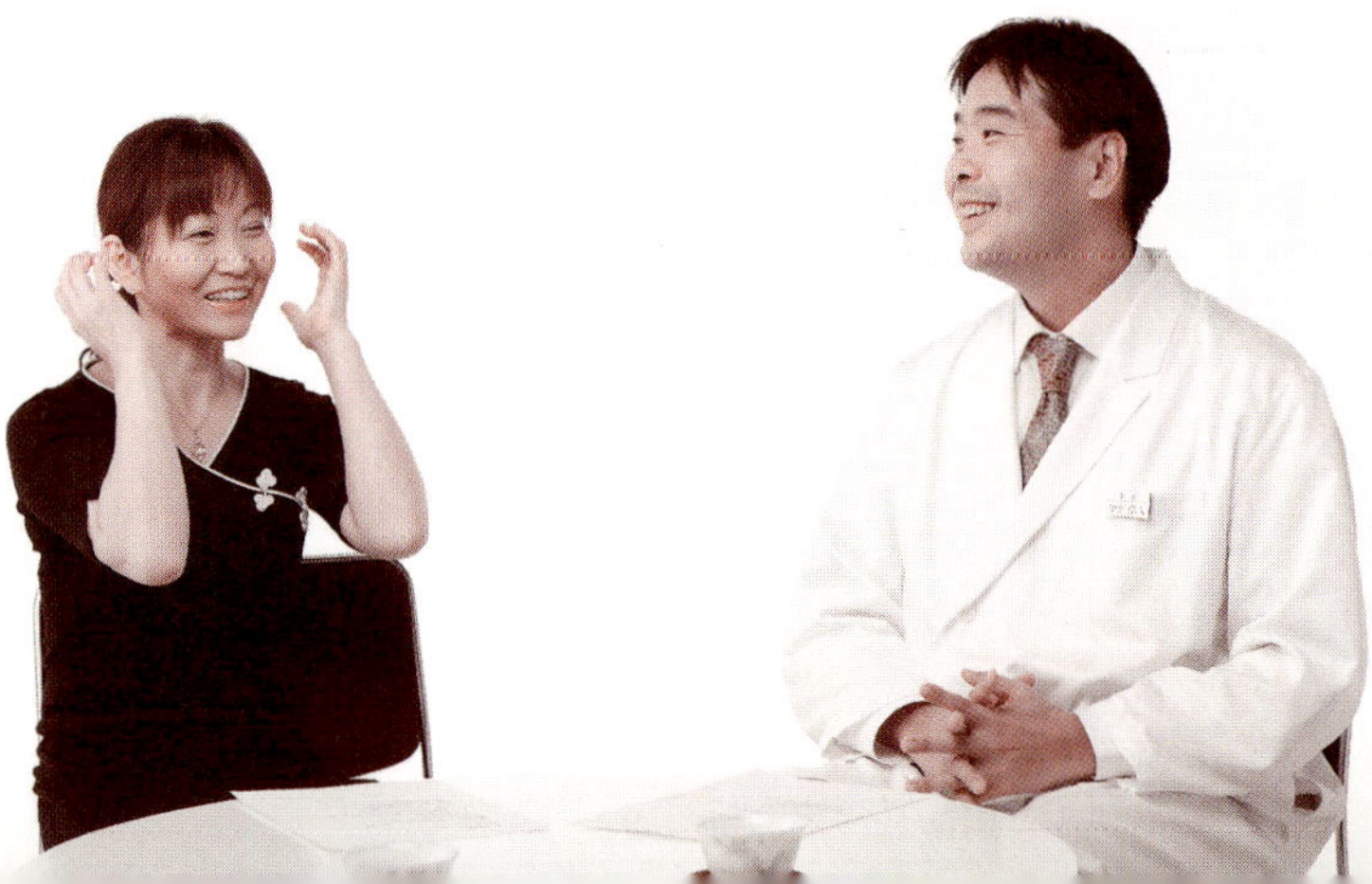

地に着き、高速通信網で瞬時に膨大な情報が手に入る。でも、その陰で在来線の駅が寂れ、シャッター街がふえるとか、人同士の触れ合いがへるとか、IT関連ばかりいびつに発展して第一次産業がおざなりにされるとか、実はよくないこともいろいろあります。健康法や治療法もそれと同じで、一見、速く便利に目的が達成できすぎると、実は弊害がたくさんある。薬の副作用は最もわかりやすい側面ですが、ほかにも体の自然治癒力が阻害されたり、本来の機能が衰えたり……。目立たないところで犠牲になっているものもあると思うんですね。

市野　本当に、そう感じることが多いです。

小池　社会でも人体でも、それは「縮退《しゅくたい》」という現象として現れます。文字通り、急速に小さく縮こまっていくということですね。スピーディーであることは広がっているように見えるけど、実は時間に追いまくられ、寛容でなくなり、基礎体力が落ち、筋肉が萎縮する。みんな縮退の方向に進んでいるとも考えられるわけです。それを防ぐには、「スピード、効率」といったものからいったん離れることも大切。あえて「遠回りな方法」を選んだほうがいいことが、社会にも医療にも多々あります。ふくらはぎのメソッドも、そのひとつだと僕は思っています。

市野　小池先生が主宰されている「統合医療カンファレンス（症

例検討会)」にも、こんな時代だからこそ、あえて「遠回りな拡がりを」という基本テーマがありますね。

――どういう会ですか。

小池　医師のほか、鍼灸師、看護師、薬剤師、心理療法士、OT(作業療法士)、PT(理学療法士)、自然療法医、スポーツインストラクター、ケアマネージャーといったさまざまな医療従事者が集まって、症例報告や検討を行っている会です。アメリカの統合医療のリーダー的存在であるアンドルー・ワイル先生のやり方を真似して、日本でもできないかとはじめたものですが、実は2年も続くと思っていませんでした(笑)。

市野　前回はふくらはぎをテーマにしたら、話がどんどん巡って広がって、面白かったですよ(笑)。あの会の継続のカギは、代替医療や各種セラピーの意義を真摯に認めてくださるドクターがいるかどうかだと思います。主宰が小池先生だからこそ続いているんですよ。

小池　医師に限らず、「この療法が絶対」と思って主張する人には向かないよね。「結論は出なくてもいい、何が正しいかという討論はしなくてもいい、いろんな複数の見方を皆で共有しましょう」というのが主旨だから。極論すれば明らかな誤り以外は、「それもありだよね」が基本理念。もちろん、それはこの会の話し合いの場だけであってそれぞれの持ち場に帰ったら、また自分の信じる道を責任を持って自分の判断でバランスよくやるわけだけど、そこにはほかの方法への目に見えない気づきや蓄積があるはずです。話がふくらはぎから離れてしまったけど、根っこは一緒だと思っています。

## 糖質制限でもっとしなやかなふくらはぎに

――今回は「最高のふくらはぎをつくる食事」にも触れていただきました。

市野　外からのマッサージやケアは重要。でも食事という体の内側からのケアが置き去りでは、どんなに頑張っても改善できないケースがたくさんあります。それは、小池先生と私の共通認識でもあり、ぜひ食事のポイントだけでも紹介したかったんですよ。

小池　たんぱく質不足と糖質過剰の弊害は、まだあまり広くはいわれていませんけど、ふくらはぎに限らずけっこう深刻だと思っています。市野先生は、その経験者でもありますからね。

市野　そうなんです。もともと、仕事をしていて午後のだるさや眠気、どうかするとうつ気味になってどうしようもなかったので、小池先生に相談したんですね。そうしたら、食事日記などを通じて明らかに糖質過剰、たんぱく質不足だとわかった。そのころ、私のふくらはぎはガチガチにかたくて太かったんです。糖質を控えてたんぱく質をしっかりとるようになったら、見違えるほど元気になりました。ふくらはぎもやわらかく、しかも引き締まって、駅の階段も駆け上がれます。

小池　市野先生は、食事直後にバーッと高血糖になり、その反動で血糖が下がりすぎる「機能性低血糖症」だった。認識のないまま、これで苦しんでいる女性が実は多いんです。困ったことに低血糖という自覚はあって、改善するつもりでよけいに甘いものをとる人も少なくない。すると、どんどん悪化してしまいます。

市野　「低血糖だから糖をとる」。どこから見ても正しそうですけど。落とし穴ですね。

小池　これも、「足りないなら補う」というスピードや効率重視思考の一種ですよね。気をつけないと、この思考法は、ギリギリに立っている人を結果的に崖から突き落とすようなことにつながる場合もあります。

市野　自分が経験したので、その怖さがよくわかります。

小池　最近、スローとかロハス（健康的で持続可能なライフス

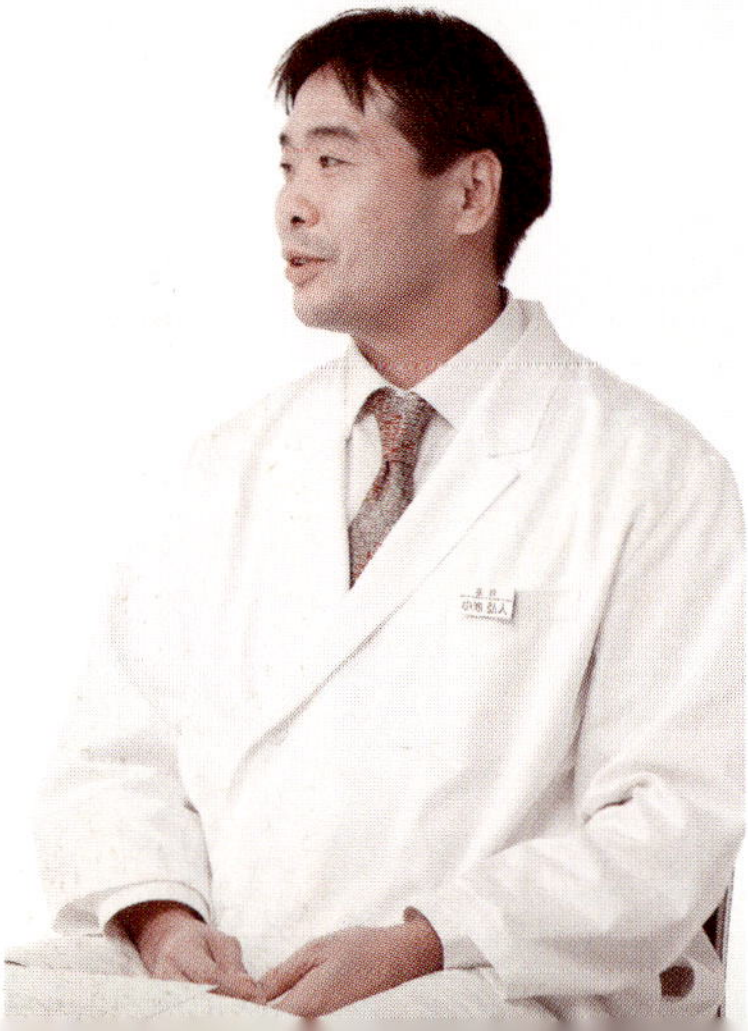

タイル）とかが広く支持されているのも、感覚的に「スピードや便利さだけじゃヤバイよ」ってみんなが気づきはじめたからだと思うんです。医療の世界でも、一時期、急速に広まったデータ至上主義への反省が出てきました。データはもちろん大切だけど、そこに固執し過ぎると、「データがないものは全部ダメか」ということになる。しかし本来のEBM（科学的根拠にもとづく医療）は十分なデータにもとづきながらも最後は患者さん一人一人の個別性を考慮して方針を決めるというのが正道なんです。また最近はNBMと呼ばれる「語りにもとづく医療」という考え方も広がっています。患者さんと対話し、病気や症状の背景にあるストーリーに目を向けていこうという動きですね。EBMとNBM。最近は、この2つを両輪とする医療をめざすべきだという流れになってきています。

市野　時代的に、ふくらはぎがにわかに注目を集めているのも、偶然ではない気がしますね。

小池　そうですね。ふくらはぎのメソッドを実践しながら、それを入り口にして統合医療という考え方にも興味を持っていただけたらうれしいですね。

――ありがとうございました。

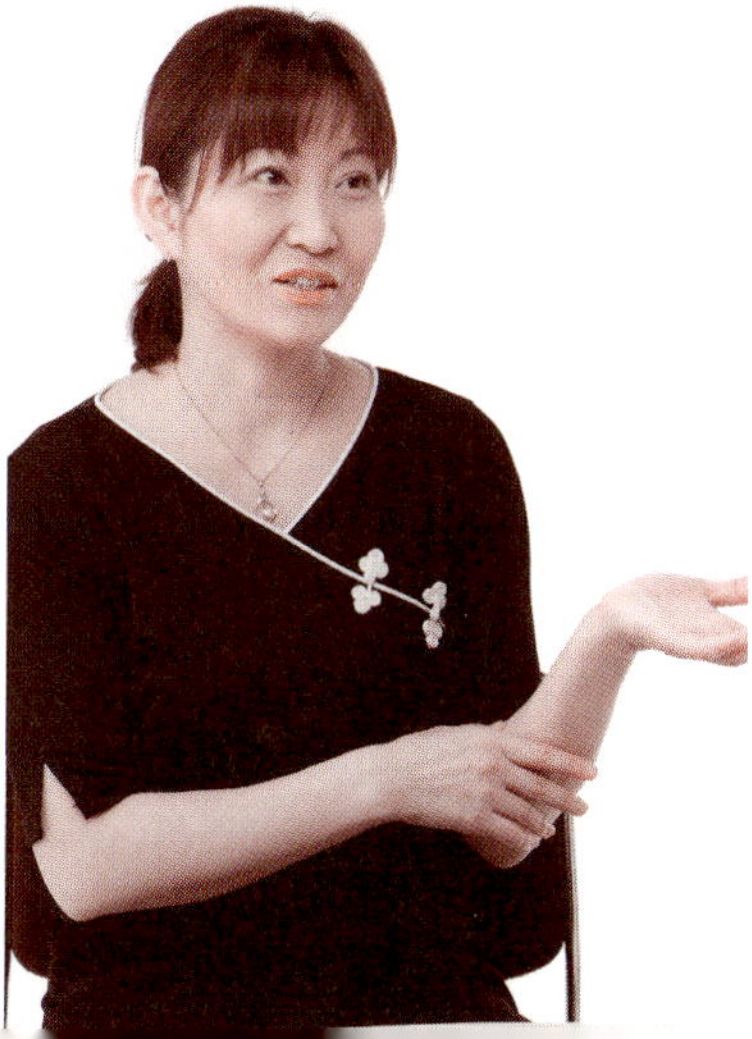

# おわりに

ふくらはぎ力、いかがでしたでしょうか。

ふくらはぎへのさまざまなアプローチをご紹介するとともに、「なぜふくらはぎなのか？」について、少し掘り下げて考えてみました。そして、ふくらはぎが全身に影響を及ぼすメカニズムを「第二の心臓」や「塩水の中のスクリュー」といったイメージで解説しました。

一般に物事は「どうしてそうなるのか」ということに納得し、その意味を理解することで活きた知識となります。これは健康法についても同様ですので、みなさんぜひ本書での、そうしたイメージを頭に浮かべながらマッサージをやってみてください。

加えて「速ければ速いほどよいのか」という問いにも、「縮退」というキーワードで考えてみました。「なぜふくらはぎなのか」という本質的な問題についても、思いをめぐらせていただきたかったからです。本書によって、ますます加速する社会を、身体という視点からもう一度見直すきっかけになれば幸いです。

最後に、こうした社会における縮退のしくみについて物理数学の立場から教えていただいた長沼伸一郎先生、鍼やツボのすばらしさを教えていただいた藤本蓮風先生、漢方と糖質制限食というパワフルな治療法を教えていただいた江部洋一郎先生、江部康二先生、そして市野さおり先生とのこの企画を実行に移していただいた世界文化社の三宅礼子さん、さまざまな方にこの場を借りて感謝いたします。そして、最後まで読んでいただいたみなさま、ありがとうございました。

小池弘人